AF558282

1. Auflage Februar 2020
2. Auflage April 2024

Umschlaggestaltung: Stefanie Beth
Satz und Layout: opus verum, München

ISBN: 978-3-86445-726-5

Bildnachweis:
Adobe Stock: Lars Zahner (6, 12), Alila medical Images (21, 22), nerthuz (8, 28, 42, 48, 70, 88, 126), Neokryuger (9), leremy (11), Olga (13), Foxstudio (14 oben), 7activstudio (14 unten), falco47 (16), Hank Grebe (25), Bernd Libbach (27), dismagwi (32), Henning Riediger (35), Christoph Strom (45), Jürgen Fälchle (47), S. Kobold (49), Marina Lorbach (50), kichigin19 (59), Marion Neuhaus (63), sutthinon602 (82), luengo_ua (86), canbedone (87), Pixel-Shot (125), Jehsomwang (129), Rido (130)
Autorenbilder: privat (141)
wikimedia (18, 26), wikimedia/Ladyofhats (40)
pixelio.de Markus Stark (44)
Illustrationen opus verum (30, 52, 53, 68, 69, 85, 92–117, 127, 128)

Gerne senden wir Ihnen unser Verlagsverzeichnis
Kopp Verlag
Bertha-Benz-Str. 10
D-72108 Rottenburg
E-Mail: info@kopp-verlag.de
Tel.: (0 74 72) 98 06-10
Fax: (0 74 72) 98 06-11

Unser Buchprogramm finden Sie auch im Internet unter:
www.kopp-verlag.de

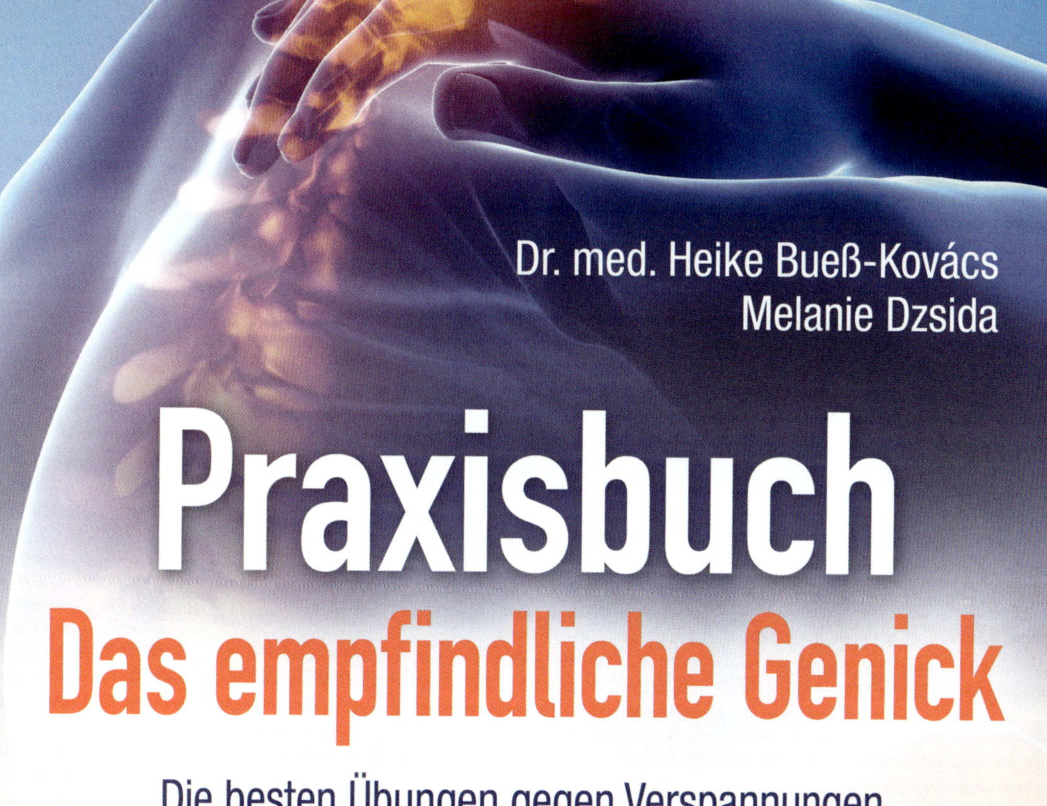

Dr. med. Heike Bueß-Kovács
Melanie Dzsida

Praxisbuch
Das empfindliche Genick

Die besten Übungen gegen Verspannungen und Schmerzen

KOPP VERLAG

Inhalt

Vorwort

Das Kreuz mit dem Kreuz! Häufig kommt es schleichend, breitet sich langsam im Körper aus und nimmt jeden Tag ein bisschen mehr von ihm Besitz. Oft schlägt es aber auch zu wie der Blitz aus heiterem Himmel – unerwartet und erbarmungslos. Rückenschmerzen sind facettenreich, und vor allem … unberechenbar.

Ein Abschnitt der Wirbelsäule ist besonders empfänglich für Beschwerden, die einen chronischen Verlauf nehmen und das Leben zur Qual machen können: der Nacken! Denn kaum eine Region ist so sensibel und verletzlich wie das Genick. Schnell kann der empfindliche Übergang vom Kopf zum Hals Schaden nehmen. Schon ein kleiner Stoß, ein Sturz, ein Unfall oder eine stärkere Belastung beim Sport können heftige Nackenprobleme hervorrufen. Doch auch ein

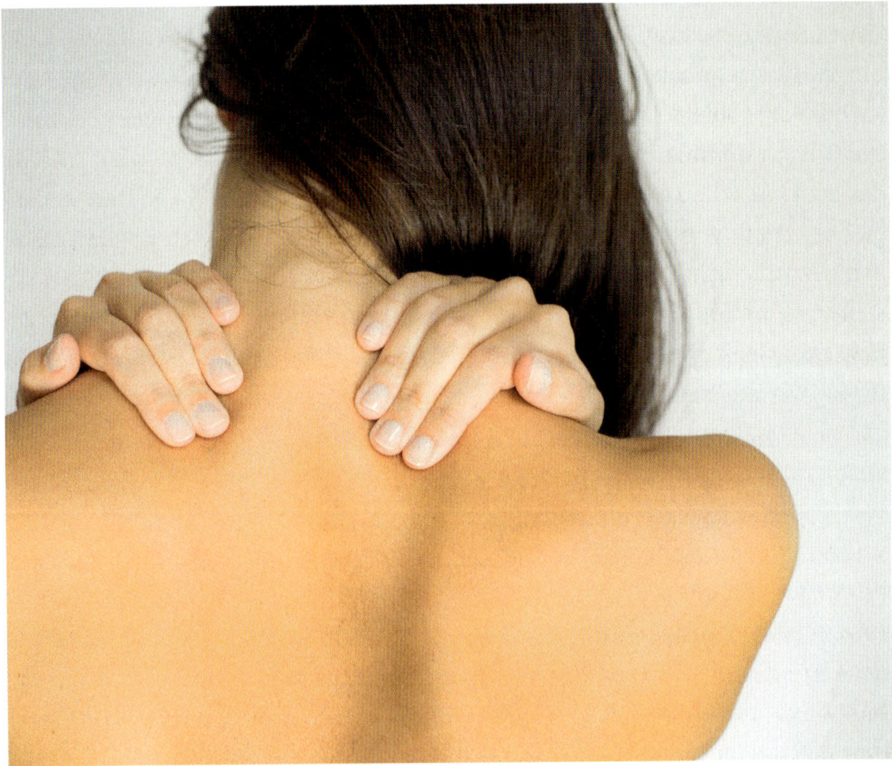

Schmerzzone Nacken

Eine große Zahl von Frauen und Männern ist davon betroffen, viele von ihnen in einem jungen Alter! Oft rauben die Schmerzen jegliche Lebensfreude, zehren alle Kräfte auf. Doch das muss nicht sein, denn es gibt wirksame Strategien zur Behandlung und Vorbeugung von Genickbeschwerden – eine der besten Methoden ist eine aktive Rückenschule mit hocheffektiven Übungen für den Alltag, die jeder leicht erlernen kann. Machen Sie Ihr Genick und Ihren Rücken stark!

leichter Zug, eine falsche Bewegung oder auch eine Fehlhaltung – etwa durch lange Arbeit am Computer – reichen aus, um die komplexen Funktionen von Muskeln, Nerven, Blutgefäßen und Halswirbeln in der Nackenpartie empfindlich zu beeinträchtigen. Nicht zuletzt führen seelische Faktoren wie Stress, Ängste und Konflikte ausgesprochen häufig zu ausgeprägten Nackenverspannungen, die über Jahre anhalten und die Lebensqualität stark mindern können.

Nackenprobleme sind ungeheuer verbreitet: Fast jeder Zweite hat damit zu tun, oft sogar schon in ganz jungen Jahren. Einer der Gründe für das Problem, das man fast schon als Massenphänomen bezeichnen könnte, ist die stundenlange Benutzung von Smartphones oder Tablets, die vor allem bei jungen Leuten geradezu Suchtcharakter hat. Der Nacken gilt ohnehin schon als große Schwachstelle in unserem Körperbau, da hier alle Nervenstränge sowie wichtige Blutgefäße zum Gehirn verlaufen. Einseitige Körperhaltungen und ein ständig gesenkter Kopf können zu Beeinträchtigungen dieser Region führen, die man zunächst gar nicht wahrnimmt, die aber fatale Folgen haben können. Nicht nur Kopfschmerzen, Schwindel, Migräne und Bewegungseinschränkungen im Bereich von Kopf und Schulter sind die typischen Symptome. Durch Fehlstellung, Nervenreizung und mangelhafte Durchblutung wird die gesamte Körperkonstitution beeinflusst, was sich auf sämtliche Organe, das Nerven-, Herz-Kreislauf- und Immunsystem auswirkt. So können Verdauungsprobleme, Beeinträchtigungen des Immunsystems oder ein Erschöpfungssyndrom auf chronische Nackenprobleme zurückzuführen sein. Dies ist den meisten Betroffenen jedoch gar nicht bewusst, und auch viele Ärzte kennen diese Zusammenhänge nicht.

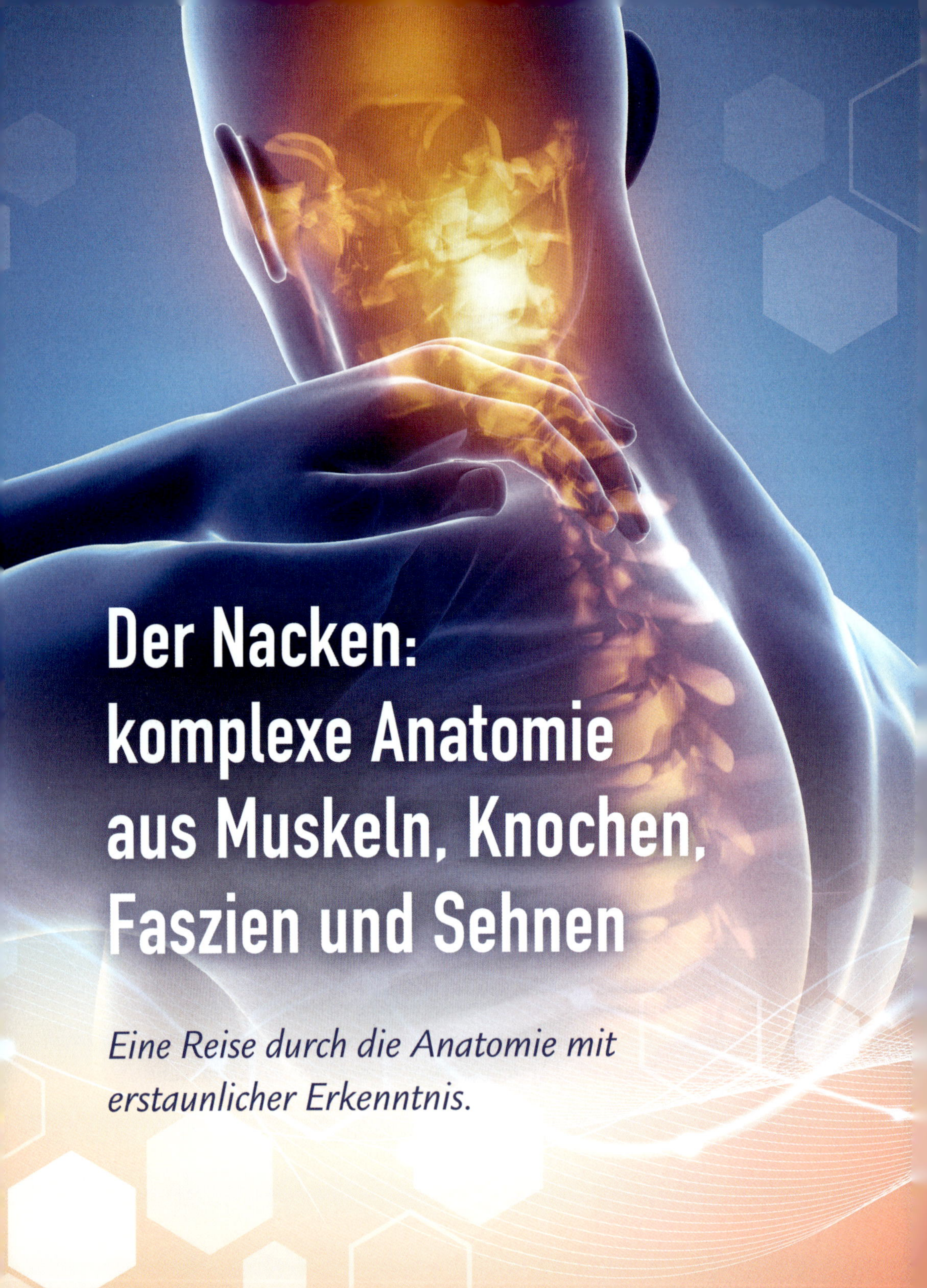
Der Nacken: komplexe Anatomie aus Muskeln, Knochen, Faszien und Sehnen
Eine Reise durch die Anatomie mit erstaunlicher Erkenntnis.

Um zu verstehen, welche Strukturen den so wichtigen Übergang von Kopf zum Körper bilden, entführen wir Sie hier zu einer kleinen Reise, um die Anatomie des Nackens besser kennenzulernen. Denn je besser Sie die Topografie, also die Lage und Verbindung von Muskeln, Sehnen und Knochen kennen, desto leichter fallen Ihnen später die Übungen, die helfen, Ihre Beschwerden zu lindern.

Da der Nacken Teil des Rückens ist, lohnt sich ein Blick auf die Wirbelsäule, die in der Fachsprache Columna vertebralis genannt wird und aus Wirbeln und Zwischenwirbelscheiben besteht. Als bewegliches Achsenskelett trägt die Wirbelsäule die Last des Rumpfes und verleiht dem Körper Halt. Nicht umsonst wird unsere Körperachse deshalb auch als Rückgrat bezeichnet, das im übertragenen Sinne für eine aufrechte Haltung steht. Bestimmt kennen Sie die Redewendung, dass jemand in einer schwierigen Situation »Rückgrat« gezeigt hat. Während ängstliche Menschen sich möglicherweise der Situation beugen oder sich wegducken – also ihr Rückgrat verlieren –, können mutige und entschlossene Personen ihre Haltung bewahren. Viele Redewendungen aus dem Volksmund zeigen, wie eng Rücken und Nacken mit der Seele assoziiert sind. Über diese Zusammenhänge werden Sie in diesem Buch noch sehr viel erfahren.

Die menschliche Wirbelsäule

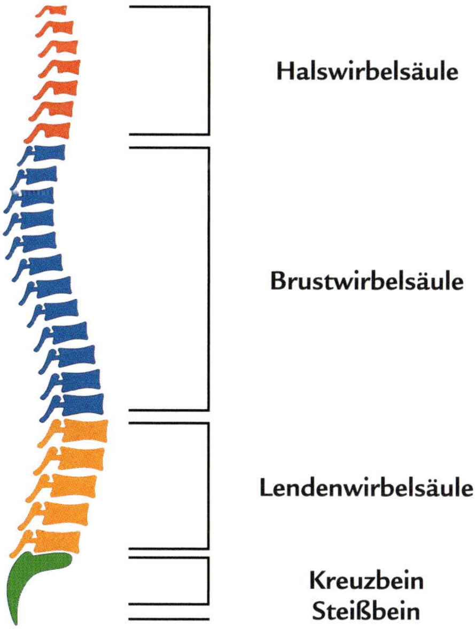

Das obere Ende der Wirbelsäule trägt den Kopf, der Kreuzbeinabschnitt bildet einen Teil des Beckengürtels. An der Brustwirbelsäule sind unsere 12 Rippen beidseits mit Wirbelgelenken verbunden. Das für unsere nervale Versorgung lebenswichtige Rückenmark läuft geschützt im Wirbelkanal und bildet die Verbindung vom Gehirn zu sämtlichen Nervenleitungen des Körpers.

Die 7 Wirbel der Halswirbelsäule (C1 bis C7) und die 5 Wirbel der Lendenwirbelsäule (L1 bis L5) sind seitlich betrachtet nach vorne gekrümmt. Fachsprachlich nennt man diese Krümmung Lordose, deshalb spricht man von einer Halslordose und Lendenlordose. Die 12 Brust-(Th1 bis Th12), 5 Kreuzbein- (S1 bis S5) und 4–5 Steißbeinwirbel sind nach hinten gekrümmt. Fachsprachlich nennt man diese Krümmung Kyphose.

Daraus resultiert eine *doppelte S-Krümmung* der Wirbelsäule. Diese wirkt wie eine Feder. Sie fängt sämtliche Erschütterungen, welche bei jeder Bewegung des Körpers entstehen, auf und verteilt sie gleichmäßig auf die gesamte Wirbelsäule. Das ziemlich empfindliche Gehirn muss unbedingt vor den doch recht heftigen Erschütterungen, wie sie zum Beispiel allein beim Gehen und besonders beim Rennen oder Hüpfen entstehen, geschützt werden.

Die gesamte Wirbelsäule (mit Ausnahme der Kreuzbein- und Steißbeinwirbel, die starr sind) setzt sich aus »freien« Wirbeln zusammen. Sie werden nur durch zahlreiche Bänder zusammengehalten. Deshalb ist der menschliche Körper durch dieses unglaublich flexible Achsenorgan in den Ebenen und Achsen so weit beweglich. Es kann sich beugen, strecken und zur Seite neigen.

Sitzen – das Übel der heutigen Zeit!

Zu viel Sitzen und viel zu wenig Bewegung tun ihr Übriges. Oftmals ist eine zu schwache Bauchmuskulatur der Grund. Das Kräfteverhältnis zwischen Bauch und Rücken befindet sich im Ungleichgewicht. Auf Dauer entstehen weitere Dysbalancen durch Fehlhaltung und die damit verbundene Fehlbelastung anderer Muskeln. Das ist wie ein Schneeball, der sich zur Lawine entwickelt. Hier gilt es zu handeln und die natürlichen Kräfteverhältnisse wiederherzustellen. Ein getarnter Hexenschuss durch einen verspannten Piriformis-Muskel ist eine dieser Folgeerscheinungen.

Wenn die Bauchmuskulatur zu schwach ist, fallen wir in ein »Hohlkreuz«, daraufhin bekommen wir in der Brustwirbelsäule eine stärkere Krümmung. Diese kann dann zu erschwertem Atmen oder auch Schmerzen in der Brust füh-

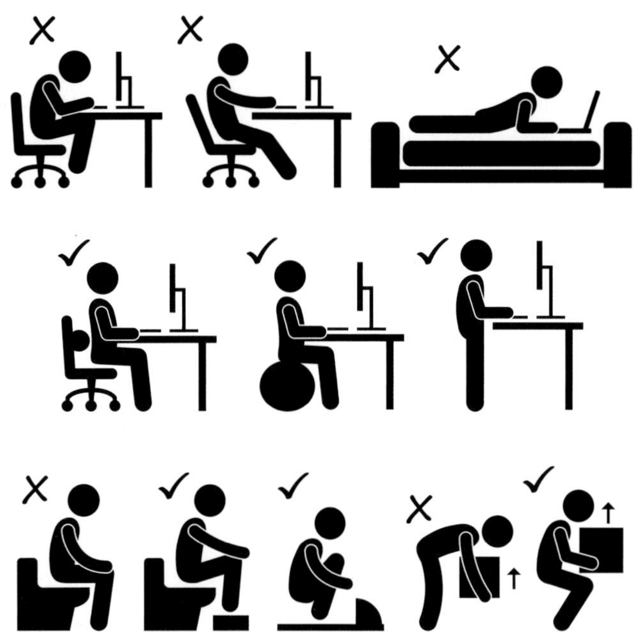

Achten Sie auf Fehlhaltungen, die ernsthafte gesundheitliche Folgen haben können.

ren, die den Symptomen eines Herzinfarktes gleichen können. Zu guter Letzt verstärkt sich die Lordose in der Halswirbelsäule, die Muskulatur verkürzt und der Schultergürtel verspannt. Einfach ausgedrückt: Ist das Fundament nicht gerade, wird das Haus bröckeln. Eine Beinlängendifferenz bringt Rechts/Links aus dem Lot, Bauch- und Rückendysbalancen bringen die Statik von Vorne/Hinten durcheinander. Die Wirbelsäule hat von Natur aus die Eigenschaft und das Bedürfnis sich in alle Richtungen zu bewegen. Mit gezieltem Training ist es möglich, diese Dysbalancen zu korrigieren.

Der Atlas, unser erster Halswirbel, ist zu vergleichen mit einer Unterlegscheibe. Ist dieser Wirbel etwas verschoben, also minimal aus dem Lot gekommen (im Fachjargon als subluxiert bezeichnet), verschiebt sich unsere gesamte Achse, und unsere Wirbelsäule muss Etage für Etage diese kleine Veränderung korrigieren und kompensieren (vgl. Abb.). Rippen, Wirbelkanal, Zwischenwirbellöcher, Hüftgelenke, Bänder und Muskeln können nachhaltig beeinflusst werden.

Doch diese kleine und von Laien oft nicht erkennbare Veränderung in der Statik der Wirbelsäule hat biomechanische Auswirkungen auf die kleinen unwillkürlichen Muskeln, welche unsere Wirbel vom Hals bis zum Steiß kontrollieren, schützen und bewegen. Folglich sind alle Zellen, die durch unsere Nerven versorgt und innerviert werden, beeinflusst. Sie können ihre Funktion herabsetzen, sogar verlieren, das Wachstum und die Erneuerung können folgenschwer verändert sein.

Die gesamte Wirbelsäule wird von oben nach unten in fünf Abschnitte eingeteilt: die Halswirbelsäule (HWS), die Brustwirbelsäule (BWS), die Lendenwirbelsäule (LWS), das Kreuzbein und das Steißbein. Die Halswirbelsäule umfasst 7 Wirbel, die Brustwirbelsäule 12 Wirbel, Lendenwirbelsäule, Kreuz- und Steißbein jeweils 5 Wirbel.

Die 7 Wirbel der Halswirbelsäule werden als zervikale Wirbel bezeichnet (*Cervix* = lat. Hals). Sie sind im Vergleich zu den Wirbeln anderer Abschnitte relativ klein und zart.

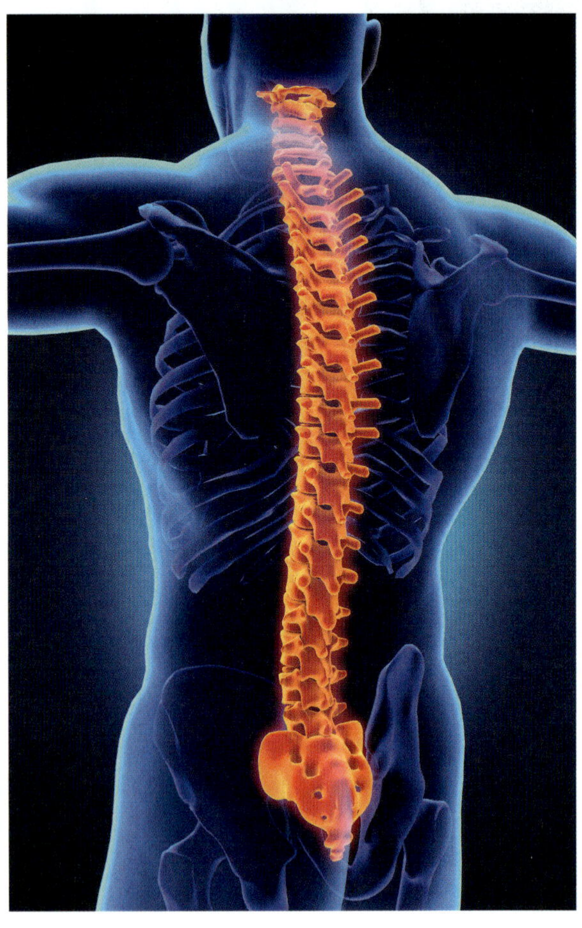

Die beiden ersten Wirbel der HWS unterscheiden sich anatomisch von den anderen Wirbeln.

Der erste Halswirbel wird »Atlas« genannt. Er hat die Form eines kompakten knöchernen Rings und verbindet mit den oberen Gelenkflächen die Wirbelsäule mit dem Schädel.

Der zweite Halswirbel heißt in der medizini-

Deformationen der Wirbelsäule

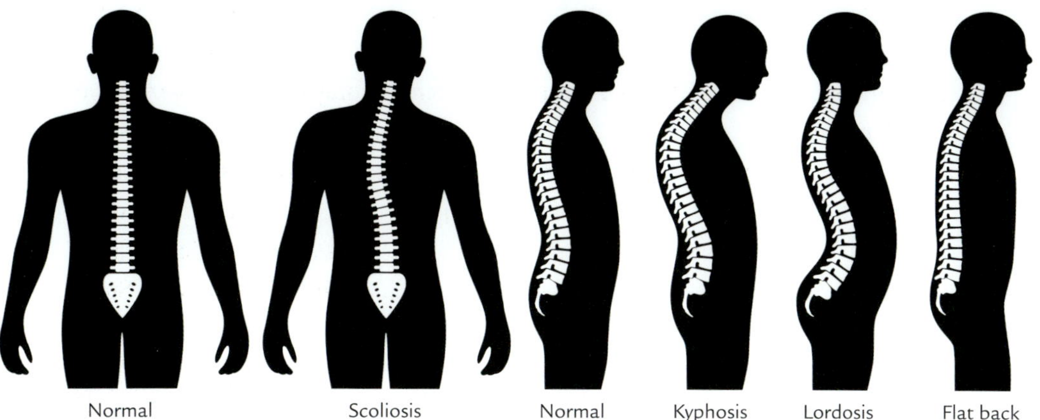

schen Fachsprache »Axis«. Er ist ähnlich aufgebaut wie die anderen Wirbel, zeigt jedoch eine Besonderheit: An seiner vorderen Kante besitzt er einen Knochenvorsprung, der wie ein Zahn nach oben ragt. Deshalb wird er auch als »Dens« bezeichnet (lateinisch: *dens* = Zahn).

Der Knochenvorsprung passt perfekt in die Öffnung des Atlasrings und wird durch kräftige Bänder in seiner Position gehalten. Im Zusammenspiel von Atlas und Axis werden Drehbewegungen des Kopfes möglich.

Die Bandscheibe – der Puffer fürs Kreuz

Zwischen den Wirbeln liegen ab dem Übergang vom zweiten zum dritten Halswirbel die Bandscheiben, die außen aus einem festen kollagenen Faserknorpelring und innen aus weichem, gallertartigem Gewebe bestehen. Ähnlich den Stoßdämpfern eines Autos helfen die Bandscheiben Belastungen und Stöße abzupuffern.

Werden die Bandscheiben jedoch zu sehr strapaziert, können die Gallertkerne im Inneren verrutschen und aus dem Faserring ausbrechen. Mediziner sprechen dann von einem Prolaps – einem Bandscheibenvorfall. Bandscheibenvorfälle sind häufige Ursachen für akute und chronische Schmerzen sowie andere

Beeinträchtigungen wie Lähmungen oder Taubheitsgefühle. In der überwiegenden Zahl der Fälle treten Bandscheibenvorfälle an der Lendenwirbelsäule auf, doch auch an der Halswirbelsäule sind sie – vor allem im unteren HWS-Bereich – durchaus keine Seltenheit.

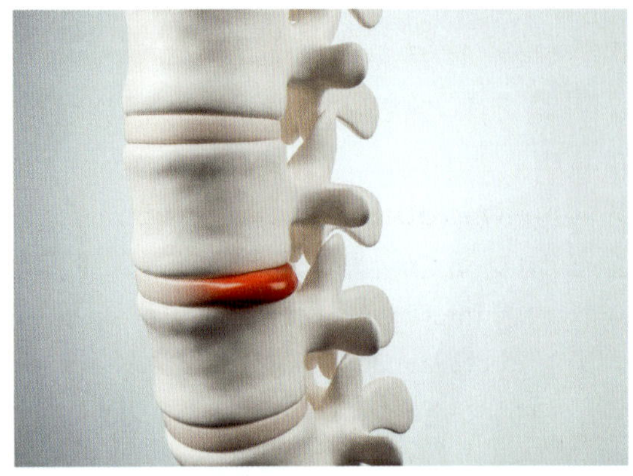

Die Wirbelknochen

Die Wirbel bestehen aus einem kompakten Wirbelkörper und einem Wirbelbogen. Dadurch entsteht in der Mitte ein Hohlraum, der die gesamte Wirbelsäule entlang den Kanal für das Rückenmark bildet. Zwischen zwei Wirbelbögen finden sich seitlich kleine Öffnungen, aus denen die Rückenmarksnerven – in der Fachsprache Spinalnerven genannt – austreten. Die Wirbelbögen haben außerdem auf beiden Seiten einen Querfortsatz und auf der Rückseite den sogenannten Dornfortsatz. Diese Knochenvorsprünge dienen als Ansatzstelle für Bänder und Muskeln.

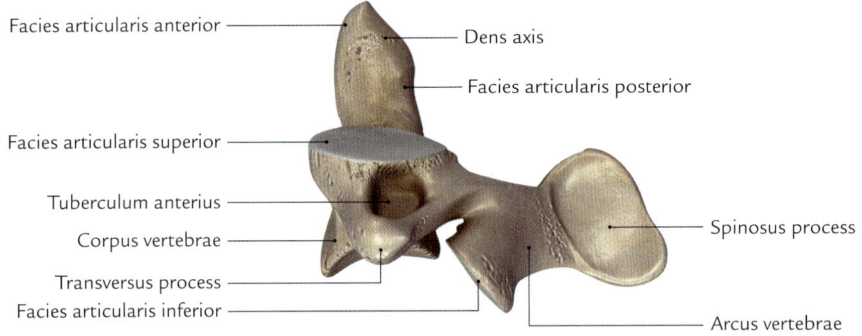

Die anatomische Besonderheit des zweiten Halswirbels: ein Knochenzahn, der nach oben ragt und die Verbindung zum Atlas herstellt

Auswirkungen von Blockaden in der Halswirbelsäule

Kopfgelenk/obere Halswirbelsäule C0, C1, C2

Blockade von C0, C1, C2 bedeutet, dass die Gelenke zwischen

- Kopf (Hinterhauptbein/Occiput) und 1. Wirbel (Atlas) oder
- 1. Wirbel (Atlas) und 2. Wirbel (Axis)

ein- oder beidseitig blockiert sind.

Das sogenannte Kopfgelenk ist eine sehr brisante Stelle. Neben dem großen Loch (Foramen magnum), durch das das Rückenmark in den Kopf gelangt, gibt es noch jeweils ein Loch rechts und links davon – Foramen jugulare genannt. Durch diese beiden Öffnungen führen jeweils eine Arterie, eine Vene und drei Nerven: Nervus vagus (Nervus X), Nervus accessorius (Nervus XI), Nervus glossopharyngeus (Nervus IX).

Gibt es eine Fehlstellung im Kopfgelenk, können folgende Beschwerden auftreten:

- Schmerzen und Verspannungen im Hals-, Nacken- und Schulterbereich, die bis in die Hand der betroffenen Seite ziehen können.
  Ursache ist eine Blockade des Nervus accessorius (Nervus XI), des Musculus sternocleidomastoideus (Kopfwender) und Musculus trapezius (Kapuzenmuskel).
- Schluckbeschwerden und häufiges Verschlucken, Schnarchen, Schlafapnoen
- Blutdruckveränderungen (zu hoch, zu niedrig) und Jucken oder Schmerzen im Gehörgang und im Mittelohr.
  Ursache ist eine Blockade des Nervus glossopharyngeus (IX), der Hals, Zunge, Glomus caroticum und Sinus caroticus innerviert und versorgt und sich nach seinem Durchtritt durch das Foramen jugulare unter anderem in den Nervus tympanicus verzweigt, der das Mittelohr versorgt.

Mittlere und untere Halswirbelsäule C3-C7

- Erkrankungen von und Beschwerden in sämtlichen Bauchorganen ein-

Halswirbelsäule mit Atlanto-okzipital-Gelenk

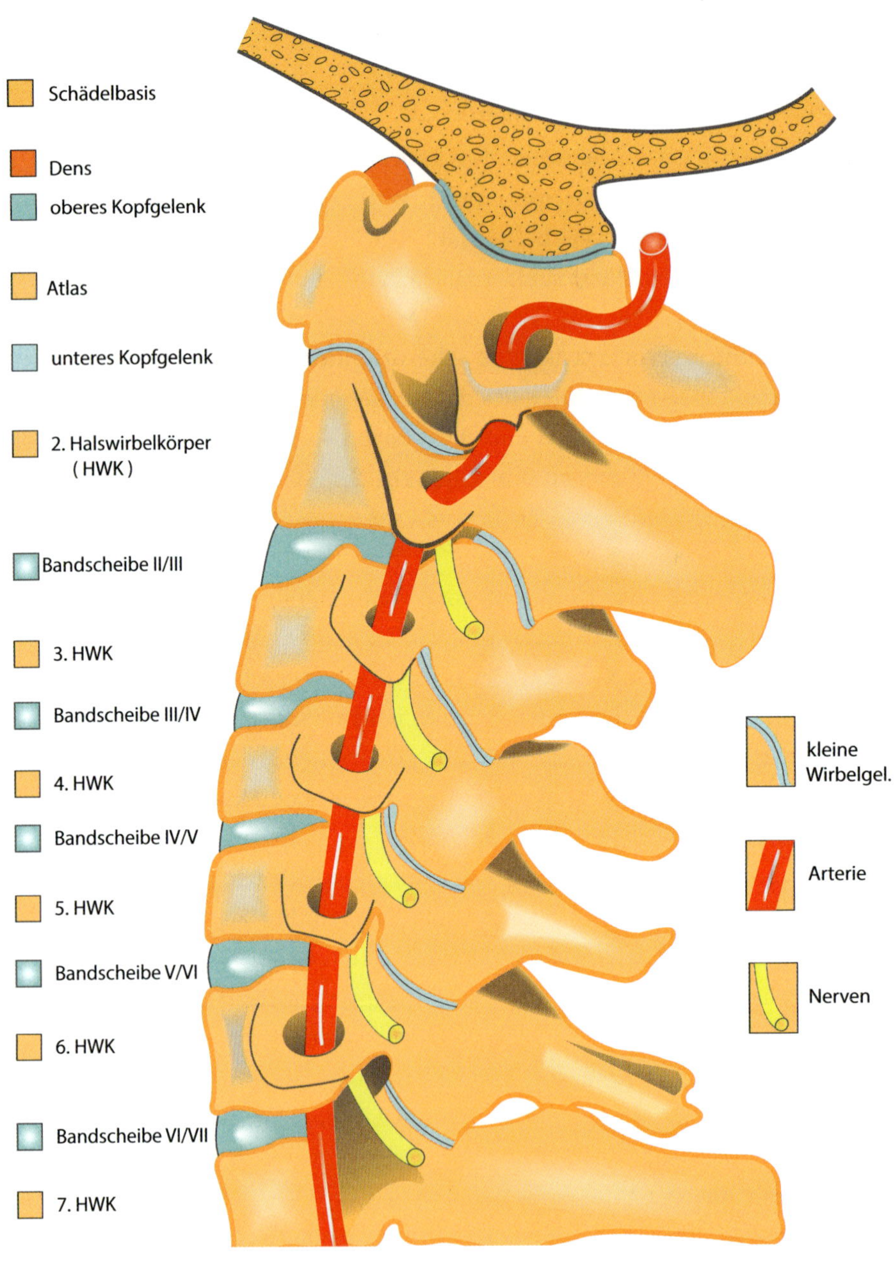

schließlich der Fortpflanzungsorgane, die durch deren Funktionseinschränkung entstehen können.
Ursache ist eine Blockade des Nervus vagus (X), der alle Bauchorgane parasympathisch innerviert.

»Blockaden« sind Spannungserhöhungen der Muskeln und Faszien. Wenn Sie bei den Übungen Schmerzen verspüren, also genau den Schmerz, den Sie kennen, dann arbeiten Sie genau an der Stelle, welche bearbeitet werden will. Keine Angst vor Schmerzen. Wenn Sie die Übung langsam und nicht ruckartig oder federnd durchführen, kann Ihnen nichts passieren. Sie werden schon nach wenigen Tagen eine deutliche Verbesserung Ihrer Schmerzen und Bewegungseinschränkungen bemerken.

Das Rückenmark – Schaltzentrale des Körpers

Das Rückenmark heißt in der Fachsprache Medulla spinalis. Beim Erwachsenen ist es ungefähr kleinfingerdick und erstreckt sich über eine Länge von etwa 45 Zentimeter vom Atlas bis in die Höhe des ersten oder zweiten Lendenwirbels. Dort spitzt es sich kegelförmig zu und geht in einen circa 25 Zentimeter langen Endfaden über. Dieser Faden ist frei von Nervenzellen und stellt jenen Bereich dar, der bei zahlreichen Wirbeltierarten in den Schwanz mündet. Im Inneren des Rückenmarks gibt es einen engen Kanal, den sogenannten Zentralkanal. Er enthält Liquor cerebrospinalis, auch als Gehirnwasser bezeichnet, und erstreckt sich über die ganze Länge des Rückenmarks sowie des verlängerten Marks, bis er in den vierten Ventrikel, die vierte Gehirnkammer, mündet.

An den Stellen, an denen besonders viele Nerven in die Peripherie ziehen, ist das Rückenmark besonders dick. So vor allem an der oberen Halswirbelsäule, da hier einige Gehirnnerven hervortreten.

- Nervus trigeminus = Hirnnerv V (Drillingsnerv)
  Er untergliedert sich in drei Äste. Die sensiblen Äste leiten Informationen über die Empfindung im gesamten Gesicht zum Gehirn. Der motorische Ast innerviert die Kaumuskulatur.

- Nervus facialis = Hirnnerv VII (Gesichtsnerv)
  Er steuert die mimische Muskulatur, innerviert die Kopfdrüsen bis auf die Ohrspeicheldrüse sowie den vorderen Teil der Zunge und übermittelt Informationen zur Geschmackswahrnehmung.
- Nervus glossopharyngeus = IX (Zungen-Rachen-Nerv)
  Der sensorische, sensible und motorische Nerv leitet Signale aus dem hinteren Zungenabschnitt zum Gehirn, steuert die Muskeln des Rachens und somit das Schlucken. Außerdem innerviert er die Ohrspeicheldrüse.
- Nervus vagus = Hirnnerv X (umherschweifender Nerv)
  Er ist der wichtigste Nerv des Parasympathikus und zählt damit ebenso wie der Sympathikus zum vegetativen Nervensystem. Er hat sensorische, sensible, motorische und vegetative Funktionen und ist an der Steuerung nahezu sämtlicher Organe beteiligt.

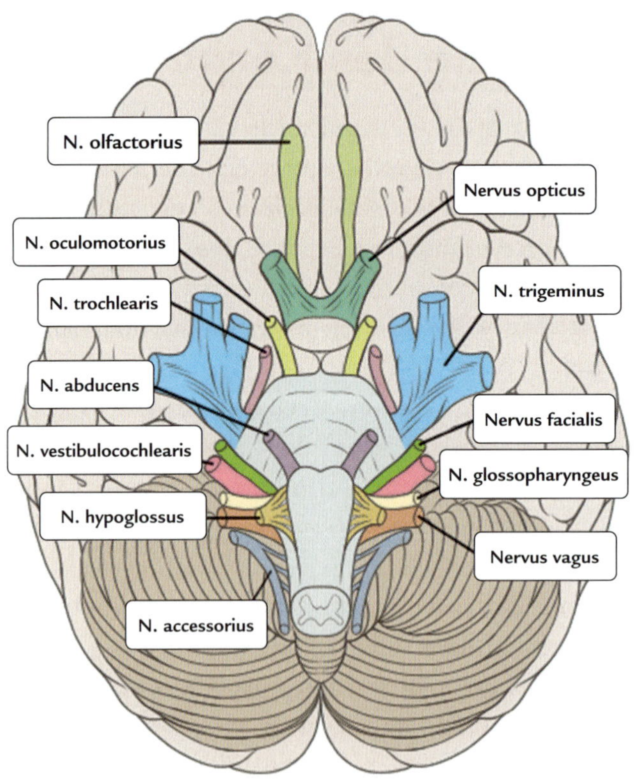

- Nervus accessorius = Hirnnerv Xl (Beinerv)
  Er ist ein rein motorischer Nerv, der den Trapezmuskel im Nacken sowie den Kopfnicker-Muskel (lat. Musculus sternocleidomastoideus), einen Muskel der vorderen Halspartie, versorgt.
- Nervus hypoglossus = Hirnnerv XII (Unterzungennerv)
  Er ist ebenfalls ein rein motorischer Nerv, der die Bewegung der Zunge steuert.

Die weiteren Hirnnerven und ihre Funktion

- Nervus olfactorius = Riechnerv
  Der sensorische Nerv leitet Signale von der Nase zum Gehirn, die das Riechen ermöglichen.
- Nervus opticus = Sehnerv
  Dieser sensorische Nerv leitet visuelle Signale von der Netzhaut des Auges in hintere Gehirnabschnitte und ermöglicht das Sehen.
- Nervus oculomotorius = Augenbewegungsnerv
  Der motorische und parasympathische Nerv steuert Augenbewegungen und ist als Lidheber zuständig.
- Nervus trochlearis = Augenrollnerv
  Der rein motorische Nerv innerviert den schrägen oberen Augenmuskel.
- Nervus abducens = Augenabziehnerv
  Der rein motorische Nerv steuert den seitlichen Augenmuskel.
- Nervus vestibulocochlearis = Hör- und Gleichgewichtsnerv
  Der rein sensorische Nerv leitet akustische Signale aus der Hörschnecke sowie Signale aus dem Gleichgewichtsorgan an das Gehirn weiter.

Auf Höhe des Atlas tritt der Nervus sympathikus aus dem Schädel aus und verläuft weiter entlang der Halswirbelsäule. Er gehört zum vegetativen Nervensystem und ist Gegenspieler des Parasympathikus. Über diese beiden wichtigen Gegenspieler werden Sie in diesem Buch noch sehr viel lesen, denn ihnen kommt häufig eine zentrale Rolle bei der Entstehung vielfältiger Beschwerden zu.

Im Nackenbereich befinden sich auch zahlreiche Sensoren, die mit den Hirnnerven und anderen Nerven vernetzt sind und wichtige motorische, visuelle und akustische Informationen übermitteln. Bestehen anhaltende Probleme im Genick, können die Sensoren nicht mehr richtig arbeiten, was eine Beeinträchtigung der Bewegung, des Sehens oder Hörens nach sich ziehen kann.

Im Nacken verlaufen nicht nur viele Nerven, sondern auch zahlreiche Blutgefäße. Besonders wichtig sind die Halswirbelarterien, die der großen Körperschlagader – medizinisch: Aorta – entspringen und die für die Hirndurchblutung eine zentrale Bedeutung haben. Bei Fehlstellungen der Wirbelsäule, muskulären Verspannungen und anderen Problemen kann die Durchblutung gestört werden, was vielfältige Beeinträchtigungen nach sich zieht.

Sympathikus und Parasympathikus

Eine Schlüsselrolle in der Wechselwirkung zwischen dem Emotionszentrum im Gehirn und den Organen spielt das sogenannte vegetative Nervensystem. Es entzieht sich unserem Willen und damit der bewussten Beeinflussung. Das vegetative Nervensystem besteht aus zwei großen Nervensträngen, die man sich wie mächtige Datenautobahnen vorstellen kann: dem Sympathikus und dem Parasympathikus. Auf diesen Autobahnen werden fortlaufend Impulse aus den tiefen Gehirnschichten zu den Körperorganen und wieder zurück gesendet.

Dabei fungiert der Sympathikus als eine Art Beschleuniger: Mit der Freisetzung der Hormone Adrenalin und Noradrenalin aktiviert er das Organgewebe, erweitert beispielsweise die Atemwege, beschleunigt den Herzschlag und treibt den Blutdruck nach oben.

Diese Sympathikus-Reaktion wird in der Natur benötigt, um Kampf- und Fluchtverhalten auszulösen sowie Menschen und Tieren Rettung aus Gefahrensituationen zu ermöglichen. Aber auch in alltäglichen Stresssituationen, etwa einer Auseinandersetzung mit dem Chef, einem drängelnden Autofahrer im Straßenverkehr, einem Brief vom Finanzamt mit Ankündigung der Steuerprüfung, spielt das »Beschleuniger-System« des Sympathikus eine große Rolle. Der Parasympathikus ist quasi der Gegenspieler des Sympathikus und stellt für den Organismus so etwas wie eine Bremse dar. Er sorgt für Entspannung und Aus-

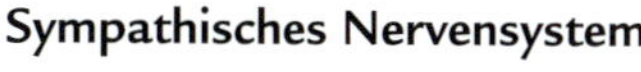

Sympathisches Nervensystem

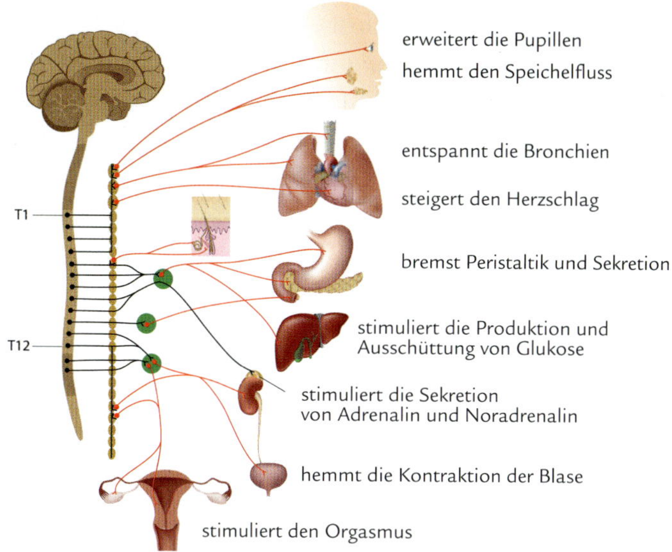

gleich, sein Botenstoff Acetylcholin senkt die Herzfrequenz und damit den Puls, verengt die Atemwege und steigert die Bewegung des Darms, was einer Verdauung in Ruhe entspricht.

In jeder Sekunde regulieren die beiden Systeme die vegetativen Vorgänge in unserem Inneren. Unter normalen Bedingungen besteht eine Ausgewogenheit zwischen ihren Aktivitäten – Sympathikus und Parasympathikus halten sich die Waage und reagieren angemessen auf die Signale, die von außen kommen. Ein Reh hat so beispielsweise die Möglichkeit, kraft seines Sympathikus in Habachtstellung zu gehen, wenn es Gefahr wittert, und nötigenfalls rasch die Flucht zu ergreifen, um dann wieder – parasympathisch gesteuert – ruhig und gelassen der Futtersuche nachzugehen, wenn es keine Warnsignale mehr vernimmt. Bei den meisten anderen Säugetieren – Hunden, Hasen, Katzen, Pferden, Vögeln – funktioniert dieses »Anspannungs-Entspannungs-System« ebenfalls noch perfekt. Vielen Artgenossen unserer Gattung Mensch jedoch macht eine Imbalance der vegetativen Steuerungsfunktionen zunehmend zu schaffen, wobei die Aktivität des Sympathikus über die Maßen gesteigert ist und der Parasympathikus keinen Ausgleich mehr zu bringen vermag. Woran liegt das?

Wissenschaftler aus der Stressforschung machen vor allem die Lebensbedingungen unserer modernen Industrie- und Kommunikationsgesellschaft dafür verantwortlich – Hektik, Leistungsdruck, Konkurrenzdenken, Reizüberflutung, Überlastung, Einsamkeit, zu wenig Harmonie in den zwischenmenschlichen Beziehungen, dafür zu viele Konflikte, immer weniger Geborgenheit in Familie und Partnerschaft, immer mehr Unsicherheit und Angst. Hinzu gesellt sich noch eine stressauslösende Enge in U-Bahnen, auf den Straßen und in Wohnsiedlungen.

Das alles wirkt sich auf die vegetative Steuerung in unserem Organismus ungefähr so aus, als würde man ständig aufs Gaspedal treten. Der Körper ist quasi in Daueralarmbereitschaft, auf Kampf oder Flucht programmiert so wie bei unseren Steinzeitvorfahren, wenn sie dem Säbelzahntiger zu entrinnen versuchten und auf den nächsten Baum flüchteten.

Das wirklich Gefährliche an der vegetativen Fehlregulation ist, dass es keine »Entwarnung« mehr gibt und die Zellen des Körpers unter adrenergem Dauerbombardement stehen. Im schlimmsten Fall kann dies zur Entgleisung und zum völligen Zusammenbruch führen, was sich in bedrohlichen Krankheitsprozessen wie dem Burn-out-Syndrom offenbart.

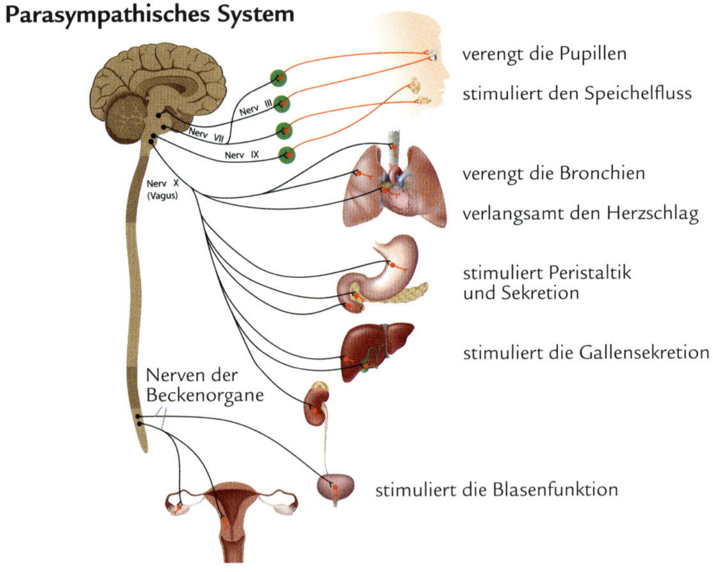

Doch es muss gar nicht erst dieser »Worst Case« eintreten, auch schon in viel früheren Stadien zeigen sich oft schon die Folgen des vegetativen Ungleichgewichts, zum Beispiel indem hohe Adrenalinspiegel und ständige Anspannung zu Gefäßverkrampfungen und Durchblutungsstörungen führen. Die schlechtere Blutversorgung wirkt sich im gesamten Organismus negativ aus, sie kann Organe und Immunsystem schwächen und viele Probleme wie Verdauungsstörungen, Migräne, Rückenschmerzen, Rheuma, Allergien, eine erhöhte Infektanfälligkeit oder sogar die Entstehung von Krebserkrankungen nach sich ziehen. Wie empfindlich unser Genick auf negativen Stress reagiert, werden Sie in einem der nächsten Kapitel noch ausführlich erfahren.

Auf die Etage kommt es an

Haben Sie Probleme in der oberen HWS (C1/C2), so kommt es oft zu einer Schmerzeinstrahlung in den Hinterkopf, nicht selten strahlt dann der Schmerz über die Ohren in die Stirnregion, sogar bis ins Auge oder auch in beide Augen. Häufig kommt es dann zu Migräne mit Seh- und Hörproblemen, Cluster-Kopfschmerz, Tinnitus und Empfindungsstörungen in der Kopf- und Gesichtsschwarte.

Sind die Ursachen eher in der mittleren HWS (C3–5) begründet, werden sich Ihre Beschwerden mit ausstrahlenden Schmerzen zwischen die Schulterblätter und über die Schulter hinaus zeigen. Leider sind Atembeschwerden auch dieser Region zuzuordnen. Die Nerven, welche unser Zwerchfell versorgen, entspringen aus diesem Bereich. Haben sie keinen Platz, werden sie gedrückt und unser Zwerchfell kann, meist einseitig, das Einatmen nicht mehr vollständig ausführen.

Bei der unteren HWS kommt es ähnlich wie beim oberen HWS-Syndrom zu Störungen in den Armen. Gerne schmerzt dann der Bizeps, der Armbeuger, aber noch häufiger haben wir Sensationen in der Hand. Das bekannte Karpaltunnelsyndrom hat nicht selten seine Ursache in der Halswirbelsäule und in den Engen im Verlauf der Nerven bis zur Fingerspitze. Außerdem sind Herz und Lunge an den zwei unteren Halswirbeln faszial aufgehängt. Eine Veränderung in der Position kann so auch ein Druck- und Spannungsgefühl in der Brust auslösen. Somit sind Angst und Panik vor Herz- oder Lungenerkrankungen nicht eingebildet, auch wenn die Organe selbst völlig gesund sind.

Sehnen, Faszien und Muskeln – die Kraftpakete im Genick

Das meiste Gewebe des Körpers wird von der Muskulatur gebildet. Es nimmt mindestens zwei Fünftel des gesamten Körpers ein. Die Muskelmasse unterscheidet sich zwischen Mann und Frau und hängt von Faktoren wie Alter und Trainingszustand ab. Die Muskeln enthalten Gefäße, die ihre Durchblutung gewährleisten, und Nerven, die als eine der Hauptfunktionen die motorische Ansteuerung innehaben. Die wichtigste Aufgabe der Muskeln ist nämlich, Bewegungen des Körpers zu ermöglichen. Dafür haben Muskelzellen die Besonderheit, sich ausschließlich in die Länge und nicht in die Breite zusammenzuziehen.

Es gibt Muskeln, die wir willentlich bewegen können – davon haben wir über 650 in unserem Körper –, und solche, die sich ständig automatisch bewegen, ohne dass wir davon etwas mitbekommen – das ist die weitaus höhere Zahl.

Man unterscheidet drei Arten von Muskeln: die quergestreifte und die glatte Muskulatur sowie den Herzmuskel, der gesondert betrachtet wird.

Die Skelettmuskulatur, etwa der Oberarm- oder Unterschenkelmuskel, besteht ausschließlich aus quergestreiftem Muskelgewebe. Dieses lässt sich bewusst steuern: Bei einer Bewegung, etwa der Beugung des Unterarms, wird durch Nervenimpulse eine Kontraktion der Muskelfasern hervorgerufen, sie ziehen sich also zusammen.

Glatte Muskulatur findet sich in den Blutgefäßen und in Hohlorganen wie Magen, Darm, Bronchien, Blase, Harnleiter. Diese Muskulatur gewährleistet die motorische Versorgung der Organe, sodass beispielsweise der Darminhalt vom Dünndarm über den Dickdarm in Richtung Darmausgang befördert wird. Diesen Vorgang bezeichnet man als Peristaltik. Die glatte Muskulatur können wir nicht willentlich beeinflussen, sie arbeitet für uns unbewusst und im Verborgenen – ist aber ständig im Einsatz. Über Bänder und Sehnen sind die Skelettmuskeln an Knochen und Gelenken befestigt. Wenn ein Muskel durch Nervenimpulse aktiviert wird, erzeugt er eine Kraft, die über die Sehnen auf Knochen und

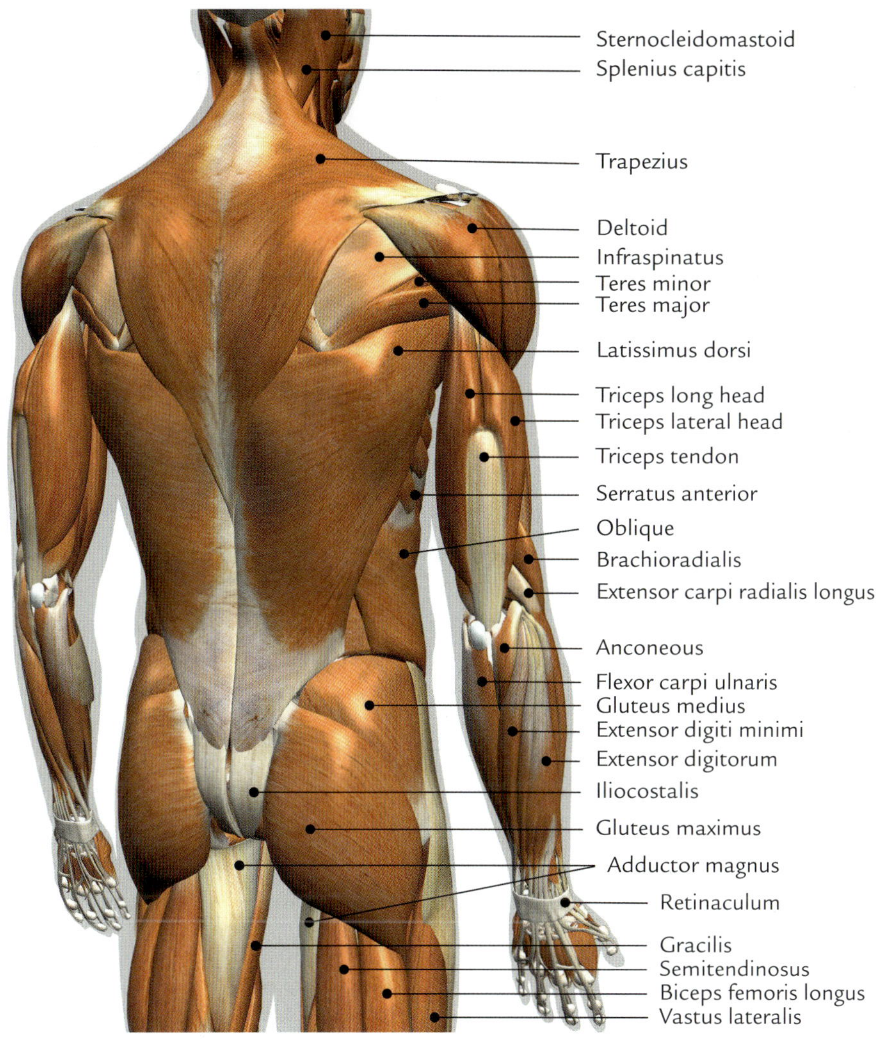

Gelenke übertragen wird. Einzelne Muskelstränge sind außen von Faszien umhüllt. Dabei handelt es sich um feine, aber sehr zähe bindegewebige Häute, die es ermöglichen, einzelne Muskelgruppen voneinander abzugrenzen. Faszien umhüllen jedoch nicht nur Muskeln, sondern auch Organe, Gefäße, Knochen, Sehnen und Bänder. Nur durch ihre (Unter-)Stützung sind wir überhaupt in der Lage, aufrecht zu stehen und nicht einfach zusammenzusacken.

Im Bereich des Genicks spielen folgende Muskeln eine ganz wichtige Rolle, um Bewegungen des Kopfes sowie der oberen Rücken- und Schulterpartie zu ermöglichen:

- Der große und kleine sowie der vordere und seitliche gerade hintere Kopfmuskel: Musculus rectus capitis posterior (major, minor, anterior und lateralis)
  Sie helfen bei der Drehung, Neigung, Senkung des Kopfes mit
- Trapezmuskel: Musculus trapezius
  Seine oberen Fasern ziehen das Schulterblatt nach oben und zur Mitte, die mittleren Fasern nur zur Mitte hin und die unteren Fasern nach unten und zur Mitte. In Zusammenarbeit mit anderen Muskeln dreht der Trapezmuskel das Schulterblatt oder hält es fest. Er wirkt auch bei der Drehung und Rückwärtsneigung des Kopfes und der Halswirbelsäule mit.

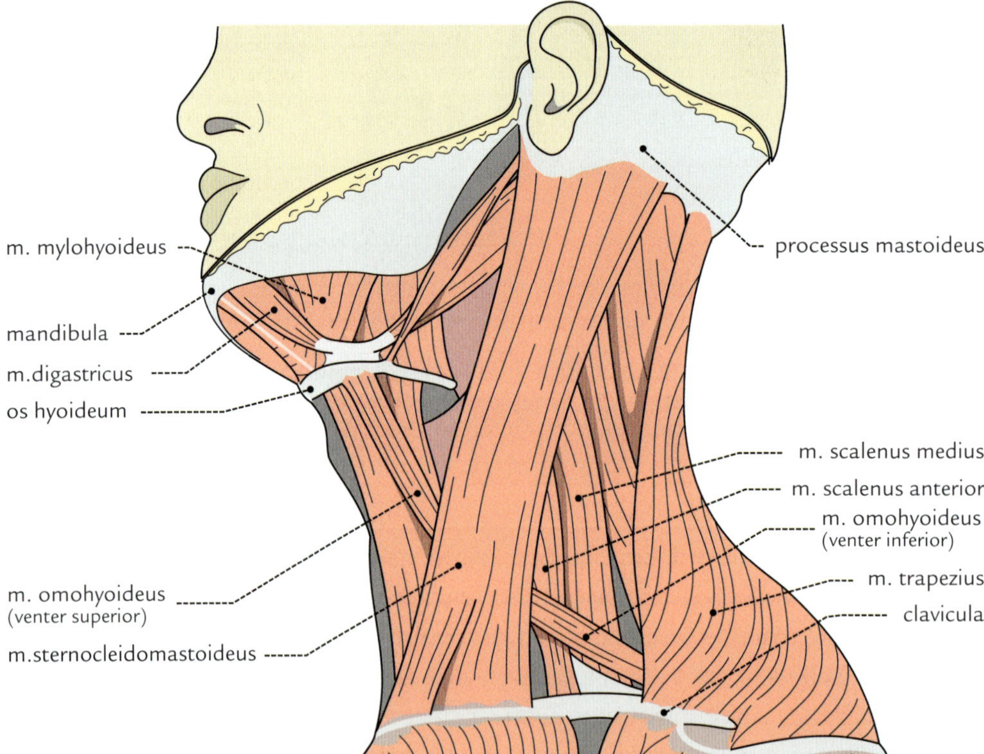

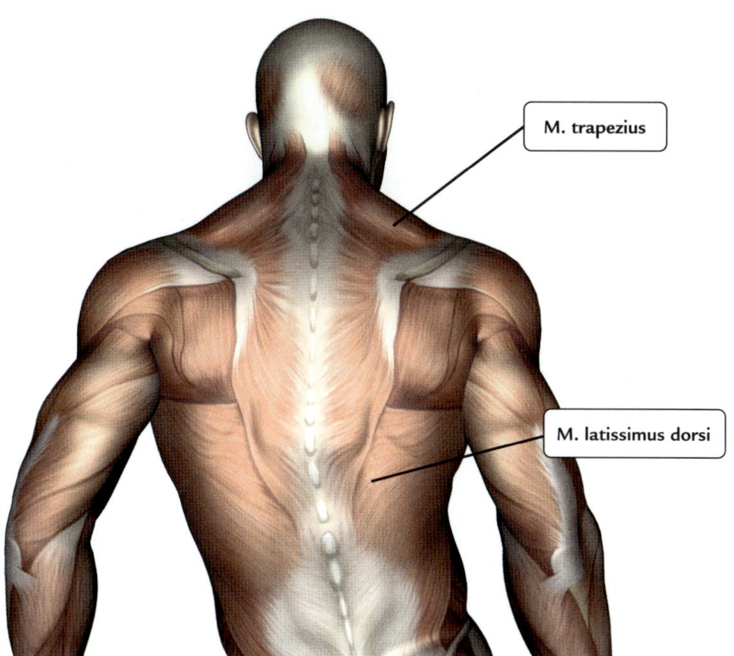

Der große Trapezmuskel ist bei Nackenbeschwerden von besonderer Bedeutung, da er sich häufig verspannt

- Kopfwender oder Kopfnicker: Musculus sternocleidomastoideus
  Der Muskel entspringt mit zwei Anteilen jeweils am Brustbein und am seitlichen Schlüsselbein und läuft zu einem gemeinsamen Muskelbauch zusammen, der an einem Knochenvorsprung am Hinterhaupt ansetzt. Wie der deutsche Name schon sagt, ist der Muskel fürs Kopfwenden und Kopfnicken zuständig.
- Drei Treppenmuskeln: Musculus scalenus anterior, medius und posterior
  Die drei Muskeln – der vordere, mittlere und hintere Treppenmuskel – verlaufen beidseits von der Halswirbelsäule zu den ersten beiden Rippen. Sie helfen bei der Seitwärtsneigung und Beugung des Halses mit.
- Schulter-Zungenbeinmuskel: Musculus omohyoideus
  Der Muskel hat seinen Ursprung am oberen Rand des Schulterblattes und setzt am unteren Rand des Zungenbeinkörpers an. Er zieht das Zungenbein nach unten und hinten und unterstützt den Schluckakt.

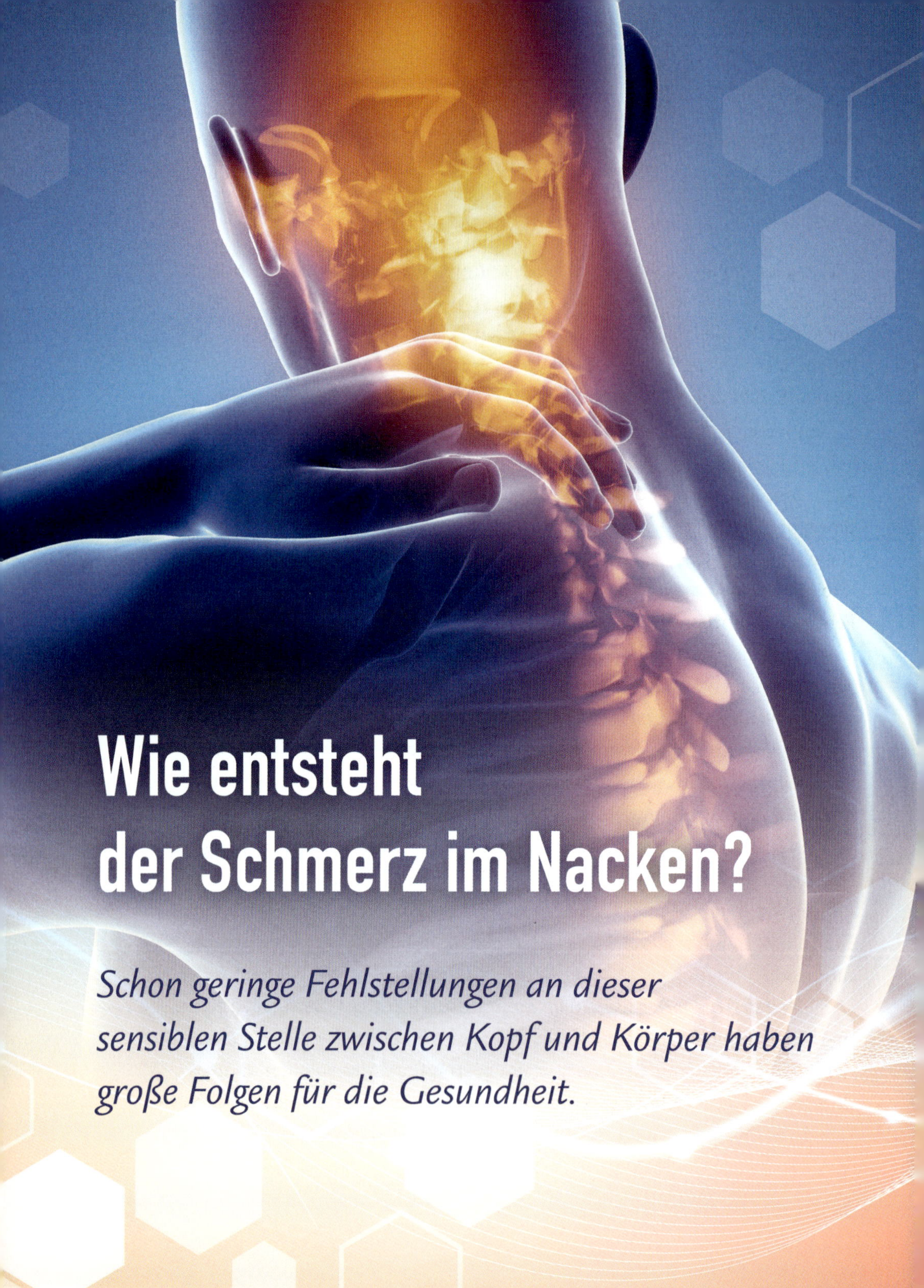

Wie entsteht der Schmerz im Nacken?

Schon geringe Fehlstellungen an dieser sensiblen Stelle zwischen Kopf und Körper haben große Folgen für die Gesundheit.

Wie Sie erfahren haben, sind die Auswirkungen eines angeknacksten Genicks ausgesprochen facettenreich und können zu den unterschiedlichsten Symptomen führen. Was sich dahinter verbergen kann, wenn der Nacken wehtut, erfahren Sie hier.

Die Auslöser von Nackenproblemen können sich an allen dort vorhandenen Strukturen – den Nerven, den Halswirbeln und Bandscheiben, den Blutgefäßen sowie den Muskeln, Bändern und Faszien – niederschlagen und sie derart irritieren, dass sie ihre Funktionen nicht mehr richtig wahrzunehmen vermögen. In diesem Fall können sich akute und chronische Beschwerden einstellen.

Ein wesentlicher Grund ist, dass die Strukturen im Halsbereich so empfindlich sind und sich so viele Nerven und Gefäße an dem schmalen Übergang vom Kopf zum Körper bündeln. Schon ein minimaler Knacks durch eine ruckartige Bewegung oder der kleinste Unfall können daher folgenreich sein. Sogar der Hauch eines Luftzuges, beispielsweise durchs geöffnete Autofenster, kann einen »steifen Nacken« verursachen und durch die eingeschränkte Beweglichkeit und Fehlhaltung chronische Probleme nach sich ziehen.

Auch Verletzungen in ganz anderen Körperregionen, die ursächlich gar nicht mit dem Nacken in Zusammenhang gebracht werden, können Probleme im sensiblen HWS-Bereich hervorrufen. Wenn man beispielsweise beim Sport oder durch einen Ausrutscher auf der Treppe unsanft auf dem Po landet und sich das Steißbein prellt, kann sich die Kraft des Aufpralls bis in den Nacken fortleiten und dort Beschwerden auslösen, für die man keine Erklärung hat.

Osteopathen und Physiotherapeuten betonen, dass schon ganz geringe Fehlstellungen im Bereich von Knöchel-, Knie- oder Hüftgelenken massive Auswirkungen auf den Nacken haben können und dass deshalb Patienten nicht nur im Kopf-Hals-Schulter-Bereich, sondern am ganzen Körper behandelt werden müssen.

Sie haben beispielsweise einen verknacksten Knöchel, der manchmal unbemerkt und ohne Symptome bleiben kann. Diese Fehlstellung bewirkt nun aber, dass sich das Wadenbein anders positioniert. Nicht nur, dass daraus ein veränderter Druck auf Ihr Knie entsteht, sondern auch die Druck- und Zugverhältnisse auf den Oberschenkel werden beeinflusst. Am Wadenbein setzen die hinteren

Oberschenkelmuskeln an, welche ihren Ursprung an den Sitzhöckern haben. So ergibt sich eine Fehlstellung des Beckens, und es stellt sich der oft diagnostizierte Beckenschiefstand ein. Durch diesen Beckenschiefstand dreht sich Ihr Becken in eine Richtung, und die Lendenwirbelsäule (LWS) nimmt diese Veränderung auf. Im Verlauf der Wirbelsäule wollen die Wirbel diesen Schiefstand ausgleichen und verdrehen und verbiegen sich immer wieder in die andere Richtung – und das bis zum letzten Kopfgelenk.

Manchmal wird einem dies durch eine leicht schiefe Kopfhaltung selbst bewusst. Etwa wenn die Ohrringe beim Blick in den Spiegel nicht gleichermaßen sichtbar sind oder sich auf unterschiedlicher Höhe befinden. Dieses statische Problem kann ursächlich aus jeder Etage des Körpers entstehen und natürlich auch aus der Ebene der Bauchorgane, um diese als Beispiel zu nennen. Das viele Sitzen verkürzt unsere Bauchmuskulatur und verändert die schon erwähnte natürliche S-Krümmung. Die Beweglichkeit des Beckens ist in der Streckung durch einen verkürzten Musculus iliopsoas (Hüftbeuger) maßgeblich limitiert und die

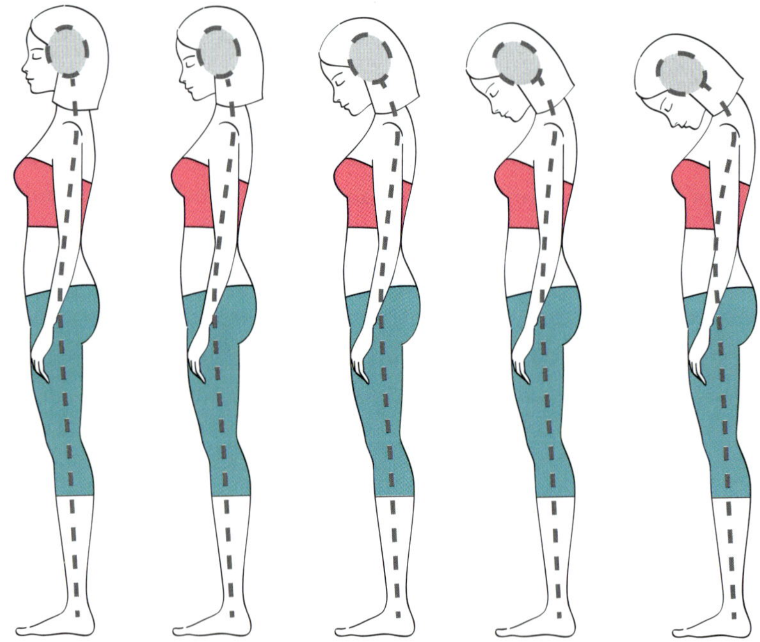

Gewichtsbelastung der Halswirbelsäule bei vorgestrecktem Kopf

oben schon erwähnte Lendenlordose wird durch das stundenlange tägliche Sitzen mehr oder weniger aufgehoben. Damit verändert sich die Aufhängung der großen Bauchorgane, vor allem des Dünn- und Dickdarms, und die armen kleinen Rückenstrecker haben fortan die Aufgabe, diese entstandene Fehlstellung zu kompensieren. Um ökonomisch zu arbeiten, verspannen die Rückenmuskeln nämlich einfach, wodurch wiederum Myogelosen entstehen, da die Muskeln nicht ewig arbeiten können und wollen.

Der Teufelskreis einer gekrümmten Haltung

Was aber hat der nachfolgende psychische Stress mit Nackenbeschwerden zu tun?

Stellen Sie sich vor, Sie haben Ärger mit Ihrem Partner oder Ihrem Chef, oder Ihr geliebtes Haustier ist schwer krank. Welche Haltung nehmen Sie da ein? Vermutlich lassen Sie den Kopf hängen, die Schultern fallen nach vorne, der Rücken wird krumm und bildet sich gar zu einem Buckel. Sie sind kraftlos auf den Beinen und setzen sich öfter mal hin. Schon befinden wir uns in der zuvor beschriebenen Haltung, wie Sie sie auch am Schreibtisch oder beim Geschirrspülen, Staubsaugen und so fort zwangsweise einnehmen müssen. Doch ist bei Trauer oder Ärger ein Lösen aus dieser Zwangshaltung nicht so einfach möglich wie bei den alltäglichen Situationen. Der Brustkorb spannt, uns sitzt ein Kloß im Hals, und auch der Stein im Bauch verhindert diese notwendige Aufrichtung.

Die häufigsten Ursachen für Störungen im Nacken

- Psychischer und physischer Stress:
  Überlastung, Überarbeitung, Sorgen, Ängste, Trauer
- Einseitige Haltungen und Fehlhaltungen:
  Computer- und Büroarbeit mit viel Sitzen, Bewegungsmangel, Fehlstellungen an Knöcheln und Knien, an der Hüfte und der Wirbelsäule, Fehlhaltung im Schulterbereich

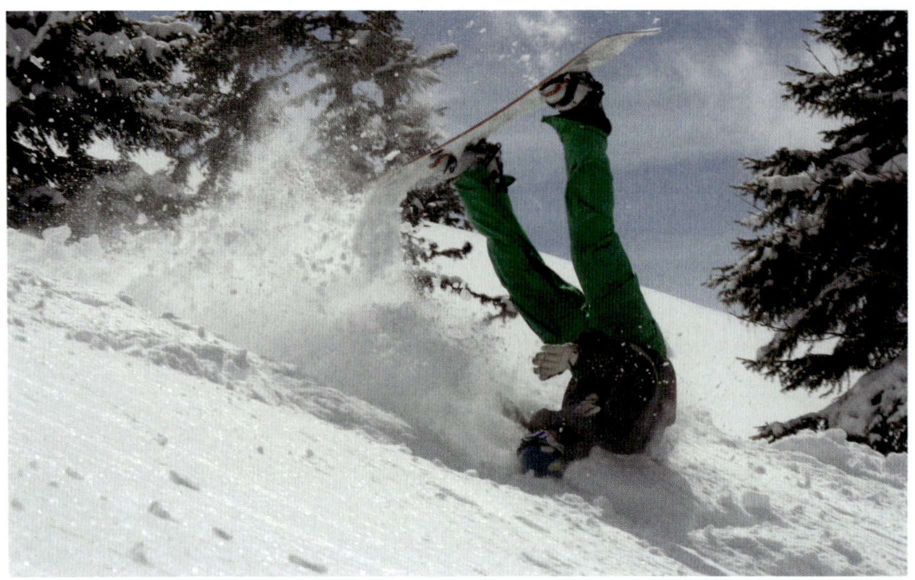

- Verletzungen und Unfälle:
  Auffahrunfall mit Schleudertrauma; Sportunfälle beim Ski- und Snowboardfahren, Fahrradfahren, Reiten, Fitnesstraining, Mannschaftssport, Brustschwimmen (durch gehobenen Kopf) und anderem; Unfälle im Haushalt und Garten wie Treppenstürze, Ausrutschen im Badezimmer oder Sturz vom Obstbaum
- Degenerative Veränderungen der Halswirbelsäule:
  Abnutzung von Wirbelkörpern oder Bandscheiben, Bandscheibenvorfall

Muskelverspannungen – oft die Wurzel allen Übels

Die Problematik der verspannten Nackenmuskulatur ist wohl die am meisten verbreitete Störung, die auch schon die Jüngsten treffen kann. Ursache ist die schlechte Haltung bei langem, ausgiebigem Spielen oder Arbeiten an Tablets, Smartphones oder dem PC mit vorgebeugtem Kopf und oft noch mit hochgezogenen Schultern. Durch diese unphysiologische Haltung werden die Nackenmuskeln sehr beansprucht. Die Halslordose wird aufgehoben, und die sensiblen

Übergänge – das Kopfgelenk und das hochbewegliche Gelenk zwischen erstem und zweitem Wirbel, aber auch der Übergang von der Hals- zu Brustwirbelsäule – werden übermäßig gedehnt. Durch ein Anspannen und später Verspannen versuchen sich die kleinen Muskeln und Sehnen selbst zu schützen – und zwar als Reaktion auf die übermäßige Dehnung.

Aber nicht nur durch zu langes Sitzen, sondern auch durch unbequemes Liegen und falsche Bewegungen im Schlaf kann es zu Problemen im Bereich von Hals und Nacken kommen. Darüber hinaus provoziert bei empfindlichen Menschen – wie eingangs bereits erwähnt – manchmal schon ein Luftzug Schmerzen im Nackenbereich, den sogenannten steifen Hals.

Nackenverspannungen, die beispielsweise durch viel Büroarbeit, durch stundenlanges Sitzen vor dem Bildschirm ausgelöst wurden, vergehen häufig nach einigen Tagen wieder von selbst. Vor allem wenn sich die Betroffenen zwischendurch immer wieder bewegen, zum Beispiel Streckübungen machen, und insgesamt weniger Zeit in sitzender Position verbringen, sind sie bald beschwerdefrei.

Myogelosen bei verhärteter Muskulatur

Muskelverspannungen können auch chronisch werden, vor allem wenn nicht durch entsprechende Maßnahmen und Ausgleichsübungen gegengesteuert wird. Die Nackenmuskeln verhärten sich dann immer wieder, der Schmerz verschwindet gar nicht mehr, da ein dauerhafter Druck auf den Nerven lastet, die die Wirbelsäule verlassen. Die Muskeln fühlen sich steinhart an, und der Kopf lässt sich kaum mehr zur Seite oder nach oben bewegen.

Der Chronifizierung liegen dann oft sogenannte Myogelosen zugrunde. Das sind wulstförmige Verdickungen der Muskelstränge, die sich aufgrund von Funktionsstörungen im Muskelstoffwechsel gebildet haben. Durch eine immerwährende Anspannung, etwa im Trapezmuskel, noch häufiger im Supraspinatus, werden die feinen Muskelfasern nicht mehr so gut durchblutet. Sie bekommen somit zu wenig Sauerstoff, und Abfallstoffe können nicht mehr ausreichend ausgeschleust werden. Diese Stoffwechselprodukte verbleiben im Muskelgewebe und sorgen dort für Verhärtungen.

Myogelosen werden oft mit dem Begriff Triggerpunkt gleichgesetzt. Oft führen diese Punkte, an denen der Muskel als derber Knoten – wie eine Art Radiergummi – zu ertasten ist, nicht nur am Ort selbst zu Schmerzen, sondern an anderen Stellen im Körper.

Gedehnte Bänder und Bandscheiben unter Druck

Bandscheiben werden nicht über Blutgefäße mit Nährstoffen versorgt, sondern über Diffusion. Sie müssen sozusagen durchgeknetet werden, und zwar durch regelmäßige ausgewogene Bewegung in Form von Zug und Druck auf die Wirbelsäule. Während der Bewegungsphase wirkt ein Druck auf die Bandscheibe, und Wasser tritt aus ihr heraus. In der Ruhephase entspannt die Bandscheibe, das Wasser strömt wieder ein und führt Nährstoffe mit sich.

Bei einseitiger Belastung, etwa sehr langem Sitzen, und mangelnder Bewegung funktioniert das Wechselspiel von Wasseraus- und eintritt nicht mehr richtig, und die Bandscheibe erhält nicht mehr genügend Nährstoffe. Dies hat zur Folge, dass sie immer mehr an Elastizität verliert, brüchig und porös wird und schließlich ganz ihre Funktion als Puffer zwischen den Wirbeln einbüßt.

Ist der Verschleiß fortgeschritten, kann bereits eine kleine Fehlbewegung des Kopfes dazu führen, dass der Faserring einreißt und der Gallertkern austritt. Dies nennt man dann Bandscheibenvorwölbung oder sogar Bandscheibenvorfall, je nachdem, ob der letzte Ring noch intakt ist oder nicht. Entleert sich der gallertartige Kern ganz in den Wirbelkanal, nennt man dies Sequester: Das Rückenmark wird bedrohlich gequetscht, und irreversible Schädigungen an unseren Rückenmarksnerven entstehen. Deshalb: Wenn Sie ein Kribbeln oder Lähmungserscheinungen, auch schon verminderte Kraft verspüren, dann gehen Sie bitte sofort zu Ihrem Arzt und lassen sich professionell untersuchen!

Noch gravierendere Auswirkungen auf die Halswirbelsäule als die chronische Verschleißerscheinung sind Traumata, zum Beispiel schnelle, ruck- oder schlagartige Bewegungen wie sie bei einem Aufprallunfall mit dem Auto, einem Schlag auf den Kopf oder einem Sturz entstehen. Sie führen zu einer Überstreckung des Nackens und einer Überdehnung der Bänder, die an den Fortsätzen der Wirbel und am Hinterhaupt verankert sind. Das ist das oft diagnostizierte, aber auch deshalb gerne unterschätzte Schleudertrauma. Die dabei überdehnten und mit Mikrorissen malträtierten Bänder und Faszien sorgen normalerweise dafür, dass die Wirbel in ihrer Position gehalten werden, ein Wirbel auf dem anderen ruht und die Halswirbelsäule auf diese Weise stabil ist. Bei gedehnten Bändern entsteht ein Spielraum für die Wirbelgelenke, und sie können aus ihrer festen Position herausrutschen. Für die ersten beiden Wirbel Atlas und Axis hat dies zur Folge, dass sich der Dens im Gelenkring des Atlas aus der Mitte wegbewegen kann und sich die beiden Wirbel gegeneinander verschieben. Benachbartes Gewebe wie Nerven und Blutbahnen werden dadurch gequetscht und gereizt, was viele negative Konsequenzen wie verschlechterte Durchblutung oder Reizungen von Nerven nach sich zieht.

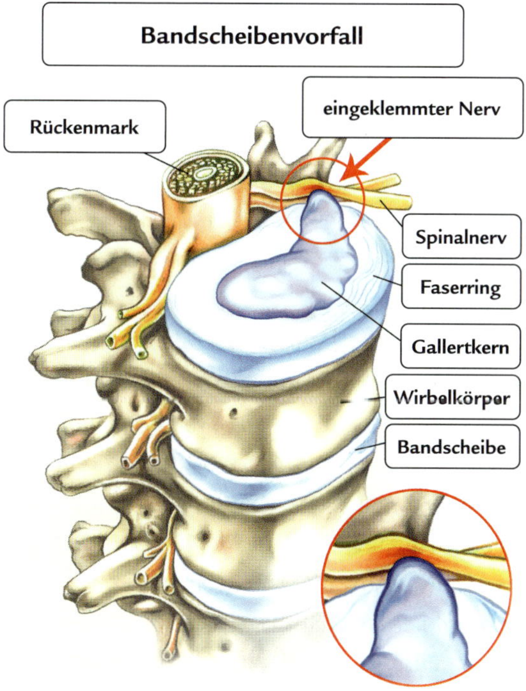

Bei einem Bandscheibenvorfall können Nerven eingeklemmt und stark gereizt werden

Gereizte Nerven

Chronische Fehlhaltungen des Kopfes und verschobene Wirbel können – wie Sie inzwischen wissen – den Bandscheiben der Halswirbel extrem zu schaffen machen. Wenn der Kopf beispielsweise über viele Stunden an mehreren Tagen der Woche gebeugt werden muss, wie es beispielsweise bei Chirurgen der Fall ist, die das Operationsgebiet überblicken müssen, werden die Bandscheiben einseitig belastet und zusammengedrückt. Langfristig nimmt das Bandscheibengewebe Schaden, und es kann zu einem Bandscheibenvorfall kommen. Wie schon beschrieben reißt dabei der äußere Faserring ein, der innere Gallertkern tritt aus und wölbt sich zwischen den Wirbeln hervor. In der unmittelbaren Umgebung verlaufen die Spinalnerven, die nun mit der Gallertmasse der Bandscheibe in Berührung kommen. Die Gallertsubstanz ruft entzündliche Reizungen an den empfindlichen Nerven hervor. Diese Reizung äußert sich in Schmerzen unterschiedlicher Qualität – dumpf, bohrend, stechend, reißend oder schneidend – und unterschiedlicher Intensität. Bei einem Bandscheibenvorfall im unteren Halsbereich können die Schmerzen bis in die Fingerspitzen ausstrahlen. Werden die Spinalnerven zusätzlich durch den Bandscheibenvorfall gequetscht, treten häufig Taubheitsgefühle im Arm, in der Hand und in den Fingern auf.

Durch Fehlstellungen der oberen Halswirbelgelenke sowie eine verminderte Durchblutung sind außerdem die Nerven, deren Austrittsstellen sich auf Höhe dieser Gelenke befinden, kontinuierlichen Reizungen ausgesetzt, was vielfältige Beschwerden nach sich ziehen kann. Diese Beschwerden hängen von den jeweiligen Funktionen ab, welche die Nerven innehaben. Es kann zu Neuralgien kommen – zu Schmerzen im Bereich des Versorgungsgebietes eines Nerven – oder zu einer Beeinträchtigung der Motorik oder Empfindungsfähigkeit eines Organs.

Eine der bekanntesten und relativ verbreiteten Neuralgien ist die Trigeminusneuralgie: Ist der Nervus trigeminus gereizt, kann dies vielfältige Symptome, vor allem aber Schmerzen nach sich ziehen. Die neuralgischen Beschwerden gehören zu den stärksten Schmerzen überhaupt. Die Schmerzattacken im Gesicht treten blitzartig auf, sind heftig einschießend und halten in der Regel einige Sekunden an. Meist besteht zwischen den Attacken Beschwerdefreiheit. Die Trigeminusneuralgie kann im gesamten Versorgungsgebiet des Nerven auftreten, somit also im gesamten Gesicht. Wangen und Lippen sind jedoch bevorzugt betroffen.

Sauerstoffarmut durch Durchblutungsmangel

Ein instabiler Nacken hat nicht nur Auswirkungen auf das am Kopf beginnende Rückenmark und die aus den Zwischenwirbellöchern austretenden Nerven, sondern auch auf die Blutgefäße im und um das Rückenmark sowie die der Wirbelsäule mit ihren in physiologischer Weise stabilisierenden Rückenstreckermuskeln.

Durch anhaltende Muskelverspannungen entsteht ein Druck im Muskel, und die muskeleigenen Gefäße werden gequetscht. Die Blutzirkulation im Muskel ist eingeschränkt, Stoffwechselabfallprodukte werden nicht mehr richtig ausgeschwemmt, frische Nähstoffe und Sauerstoff gelangen nicht mehr in die Muskelzellen. Ein Teufelskreis beginnt, denn unter Nähr- und Sauerstoffmangel verspannen und verhärten sich die Muskeln noch mehr, die Schmerzen werden stärker und dehnen sich aus.

Unter dem Druck, der durch Wirbelfehlstellungen und andere Störungen hervorgerufen wird, gerät auch die Durchblutung in den Wirbelarterien durcheinander. Es fließt nicht mehr ausreichend frisches, mit Nährstoffen und dem lebensnotwendigen Sauerstoff angereichertes Blut in wichtige Gehirnregionen (was hier ebenfalls einen Mangel an Vitalstoffen und Sauerstoff nach sich zieht). Hält dieser Mangelzustand über längere Zeit an, wird die Gehirnaktivität zunehmend beeinträchtigt. Typische Symptome einer unzureichenden Versorgung sind mentale Störungen wie Müdigkeit, Leistungsabfall, Konzentrationsstörungen, Vergesslichkeit, Lernschwierigkeiten. Doch auch psychische Probleme wie depressive Verstimmungen, Gereiztheit und Unruhe sind auf eine Mangelversorgung an Vitalstoffen und Sauerstoff zurückzuführen. Bei einer verschlechterten Durchblutung können nämlich neuronale Botenstoffe wie Serotonin – ein wichtiger Neurotransmitter, der für eine gute Stimmung und Vitalität sorgt – nicht mehr in ausreichender Menge gebildet werden.

Kraftstoffmangel in den Mitochondrien

Die Mitochondrien sind die Kraftwerke unserer Zellen. Sie liefern lebenswichtige Energie, die vom gesamten Organismus benötigt wird, um gut zu funktionieren. Jede Zelle verfügt über mehrere dieser winzig kleinen Kraftwerke. Je mehr Energie ein Organ benötigt, desto größer ist die Menge an Mitochondrien in der Zelle. Nervenzellen beispielsweise haben mehrere Tausend Mitochrondrien in sich. Doch wie funktioniert das Minikraftwerk?

Das Mitochondrium wandelt einen speziellen Energiestoff, der aus drei Phosphatbausteinen besteht – das sogenannte ATP (Adenosintriphosphat) –, in eine Substanz um, die nur noch zwei Phosphatbausteine enthält, das ADP (Adenosindiphosphat). Durch diese Umwandlung wird Energie freigesetzt, welche die Zelle für ihre Aufgaben nutzen kann. Das ADP wird anschließend dem Mitochondrium wieder zugeführt und dort regeneriert, also wieder in ATP umgebaut. Dieser Prozess der Energiegewinnung und Regeneration läuft 24 Stunden, 7 Tage die Woche – also rund um die Uhr. Die Mitochondrien leisten dabei Höchstarbeit und müssen deshalb in Topform sein. Leider können die kleinen Zellorganellen durch verschiedenste Einflüsse Schaden nehmen. Folgende Faktoren setzen ihnen am meisten zu:

- Körperlicher und seelischer Stress
- Traumata, vor allem im Kopf-Nacken-Schulterbereich
- Schadstoffe aus der Umwelt, Zusatzstoffe in der Nahrung
- Ungesunde Ernährung mit viel Zucker und Fett
- Verdauungsstörungen
- Entzündliche Erkrankungen und Autoimmunkrankheiten
- Rauchen, hoher Alkoholkonsum, Medikamente wie Immunsuppressiva

Ein angeschlagenes Mitochondrium kann seine Aufgabe der Energiebereitstellung nur noch vermindert durchführen, die Umwandlung von ATP in ADP verläuft schleppend, und auch die Regenerationsfähigkeit ist eingeschränkt. Dies hat zahlreiche Folgen für die Zellen, die nun ihrerseits ihre jeweiligen Aufgaben in den Organen nicht mehr richtig wahrnehmen können: So funktionieren beispielsweise der Stoffwechsel und die Entgiftungsprozesse in den Leberzellen nicht mehr richtig, es kommt zur Leberschwäche, Toxine und Stoffwechselabfallprodukte verbleiben im Körper und rufen zahlreiche Beschwerden wie Kopf- und Muskelschmerzen, Völlegefühl, Blähungen, Übelkeit, Müdigkeit und Erschöpfung hervor. Was ist also zu tun, und wie kann ich meine Mitochondrien am Leben erhalten?

Die Mitochondrien sollten gepflegt werden, weil eine Einschränkung einen Leistungsabfall und diverse Krankheiten zur Folge hat. Mitochondrien vermehren sich, um immer genug Energie zur Verfügung stellen zu können. Bestimmte Grundvoraussetzungen für gesunde Mitochondrien müssen gegeben sein. So spielen Enzyme, Vitamine und Mineralien wie Kalzium oder Magnesium sowie Spurenelemente wie Zink und Selen eine wichtige Rolle.

Es gibt viele Biohacks zur Optimierung der Mitochondrien. »Biohack« ist ein Begriff aus der IT-Sprache und meint hier, mit sehr wirksamen Gesundheitsmaßnahmen seine körperliche, geistige und seelische Gesundheit relativ rasch auf höhere Level zu bringen, sich also frischer, vitaler und leistungsstärker zu fühlen.

Kälteexposition, da Kälte die Produktion von sogenanntem braunen Fettgewebe – das mit Mitochondrien durchzogen ist – stimuliert. Braunes Fettgewebe verbirgt sich vor allem im Nacken und Dekolleté Bereich sowie um die Organe herum. Man kann es quasi nicht von außen sehen, wenn es vorhanden ist. Fehlt allerdings der Kältereiz, baut der Körper dieses Gewebe ab. Hier gilt der Leitsatz der Physiologie: Was der Körper nicht benötigt, baut er ab. Das Gleiche gilt für Muskeln, die nie beansprucht werden. Und Knochen, die nichts tragen müssen.

Ausdauertraining, da sich der Energiebedarf der Zelle erhöht, müssen mehr Mitochondrien gebildet werden, um die »oxidative Kapazität« zu erhöhen und genügend Energie bereitstellen zu können.

Ketogene Diät, da Wissenschaftler in einer interessanten Studie, die den Energie-Stoffwechsel während einer ketogenen Diät untersucht hat, herausfanden, dass nach konstanter dreiwöchiger ketogener Ernährung die mitochondriale Dichte im Hippocampus *um sage und schreibe 46 Prozent gestiegen* ist.[1]

Kalorienrestriktion, um die Mitochondrien nicht zu überfordern, aber bitte nicht zu oft oder zu lang. Das könnte nämlich Knochenabbau und Muskelschwund zur Folge haben.

Intermittierendes Fasten, weil es unter anderem die Fähigkeit der Mitochondrien zur Fettsäure-Oxidation verbessert, oxidativen Stress vermindert, die Insulinsensitivität fördert und dadurch die Zellalterung verlangsamt.

Die Matrix in den Zellkraftwerken – unsere körpereigene Mülldeponie

Die Stoffwechselprodukte, die von unseren Entgiftungsorganen Leber, Darm und Nieren nicht mehr richtig ausgeschieden werden können, landen in einer Art Endlager.

Der menschliche Körper macht also im Grunde nichts anderes als der Mensch selbst, wenn er sich unnützer oder sogar schädlicher bis toxischer Substanzen entledigen möchte: Er bildet eine Sondermülldeponie. Können Sie erra-

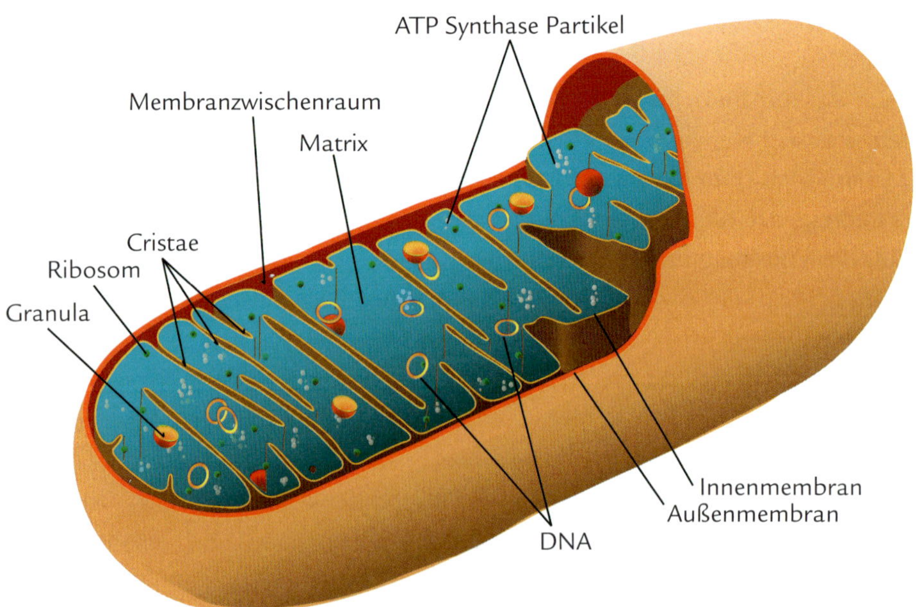

Schwachstelle Nacken

Im angeknacksten Nacken verursachen gedehnte Bänder, verschobene Halswirbel, Fehlhaltungen, vorgewölbte Bandscheiben oder ausgetretene bis entleerte gallertartige Bandscheibenkerne und andere Probleme Reizungen an Nerven und Gefäßen.

Die Nerven büßen darauf hin ihre Funktionen teilweise oder vollständig ein, sie schmerzen oder werden sogar taub; in den gereizten Gefäßen verschlechtert sich die Durchblutung, und Nährstoffe sowie Sauerstoff können nicht mehr in ausreichender Menge zu den Zellen von Muskelgewebe und anderen Strukturen gelangen.

Die Muskeln reagieren auf die mangelnde Durchblutung mit Verspannung und Verhärtung; es bilden sich schmerzhafte Myogelosen, welche die Beweglichkeit im Kopf-Nacken-Schulterbereich weiter einschränken und dadurch noch stärkere Fehlhaltungen hervorrufen.

In den Zellen können aufgrund der mangelnden Durchblutung und Vitalstoffversorgung die Mitochondrien ihre Arbeit der Energiebereitstellung nur noch eingeschränkt wahrnehmen; der gesamte Organismus erleidet Energiemangel, der sich in Erschöpfung, Leistungsabfall und vielen anderen Störungen niederschlägt.

ten, was und wer diese Sondermülldeponie unseres Körpers ist? Es ist unsere Matrix, das Bindegewebe und die Lymphbahnen des Körpers, genauso aber auch die Fettzellen des gelben Fettgewebes, die mit vielen toxischen Stoffen eine Verbindung eingehen und sie damit im Körper bunkern.

Keine Frage also, dass Übergewicht bis hin zu Adipositas mit krankhaften Folgen wie dem metabolischen Syndrom, Diabetes mellitus, Bluthochdruck, Fettstoffwechselstörungen und vielem mehr mit der derart »verseuchten Matrix« zu tun haben.

Wer sich schon einmal einer intensiven Reinigungs- und Entgiftungskur, zum Beispiel mit Intervallfasten und einer Brennnessel-Teekur, unterzogen hat, weiß, welche großartigen Wirkungen dies für Körper, Geist und Seele hat: man fühlt sich wie neugeboren!

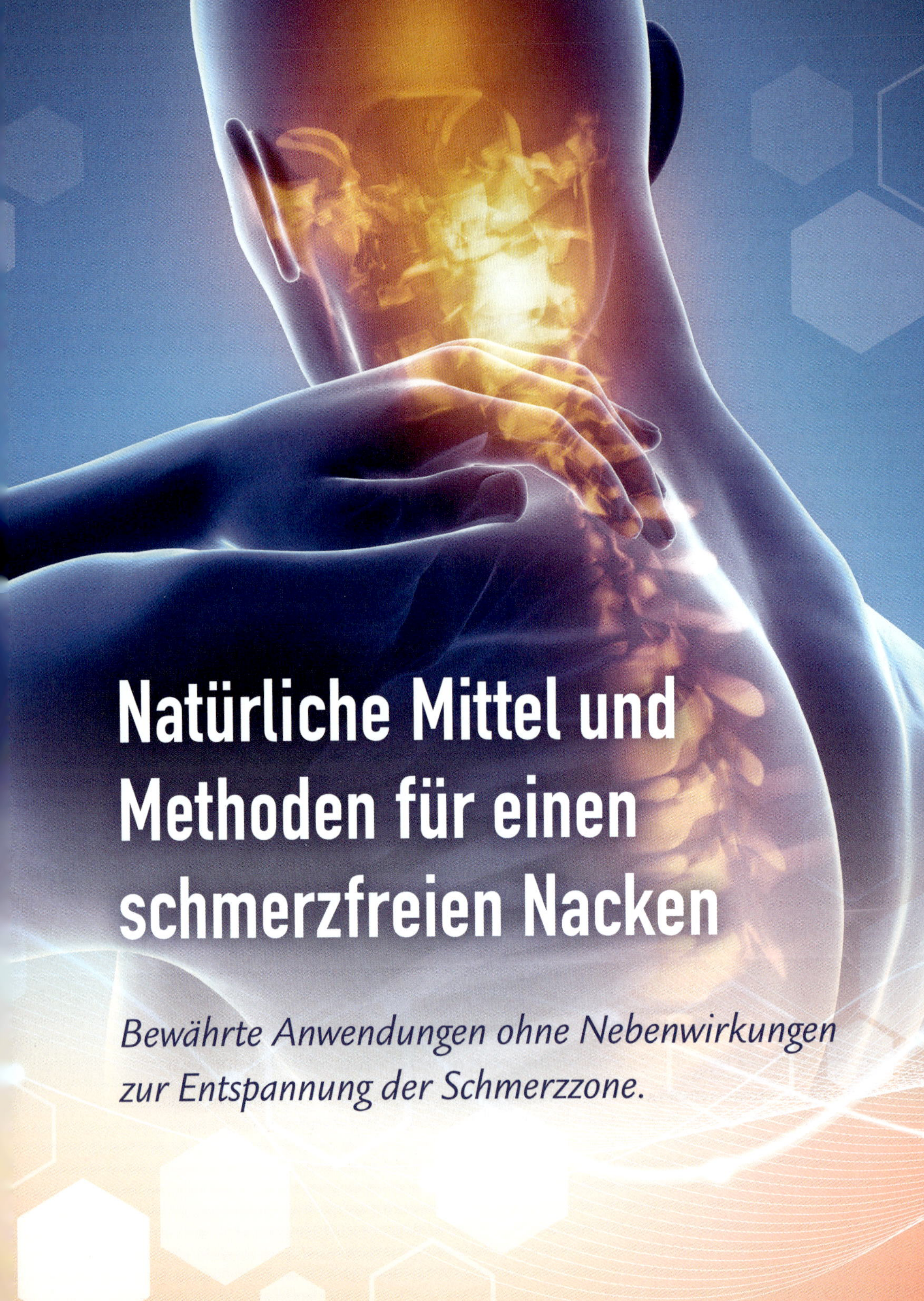
Natürliche Mittel und Methoden für einen schmerzfreien Nacken
Bewährte Anwendungen ohne Nebenwirkungen zur Entspannung der Schmerzzone.

Ob Massagen, warme oder kalte Auflagen, Kräuterkissen und Einreibungen mit ätherischen Ölen: Es gibt viele bewährte Anwendungen, um die Muskeln zu entspannen, die Durchblutung zu verbessern und die Schmerzen zu lindern, wie Sie in diesem Kapitel erfahren.

Heiß oder kalt? Die Heilkraft thermischer Anwendungen

Die Natur hält zahlreiche Anwendungsmöglichkeiten bereit, um verspannte Muskeln zu lockern, sanfte Reize zu setzen, um die Durchblutung in Schwung zu bringen, Stress abzubauen und das vegetative Nervensystem zu harmonisieren. Besonders beliebt und auch bei Nackenproblemen bewährt sind Saunagänge, Fangopackungen, Einreibungen mit ätherischen Ölen, Kältepackungen, kühle Wickel sowie die Behandlung mit Rotlicht, einer Nackenrolle und einem Kräuterkissen. Auf den folgenden Seiten zeigen wir Ihnen, wie Sie diese Heilmittel richtig einsetzen. Zuvor aber machen wir mit Ihnen noch einen kleinen Ausflug in die Behandlungslehre des Pfarrer Kneipp, dem Urvater der Hydrotherapie, der Bäder, Wickel und Güsse.

Kneipp'sche Anwendungen

Zu den bewährtesten Strategien bei der Behandlung von Schmerzzuständen und zur Kräftigung des Organismus gehört die von Pfarrer Sebastian Kneipp (1821–1897) entwickelte Hydrotherapie. Damit ging er als »Wasserdoktor« in die Geschichte der Naturheilkunde ein. Sein ganzheitlich orientiertes Therapiekonzept besteht aus Pflanzenheilkunde, Ernährungs- und Bewegungstherapie sowie Ordnungstherapie als Wechselspiel von Seele und Leib. Die darin enthaltenen Wassertherapien machen dennoch den Hauptanteil an seinen großen Behandlungserfolgen aus. Nachdem er zunächst verschiedene Therapiemethoden mit Wasser an sich selbst durchgeführt und getestet hatte, entwickelte Kneipp feste Regeln dafür. Zeit seines Lebens war er darum bemüht, diese Therapieform auszubauen und zu verfeinern. Er behandelte damit verschiedenste Krankheiten und setzte sie vor allem auch zur Stabilisierung der Psyche ein.

Hydrotherapie: Heilen mit Wasser

Warmes und kaltes Wasser übt unterschiedliche Temperaturreize auf die Haut aus, die vom Körper dann unterschiedlich beantwortet werden. Die Haut registriert zunächst den Temperaturreiz. Das geschieht über Temperaturfühler, sogenannte Thermorezeptoren in der Haut. Diese melden den Temperaturreiz an die Nerven, die ihn ans Rückenmark weiterleiten, damit er zum Gehirn gelangen kann. Temperaturreize bewirken dort bestimmte Effekte, etwa die Änderung des Herzschlages, des Blutdrucks und des Wachheitsgrades. Außerdem führen die Temperaturreize zu einem verringerten Muskeltonus. Dieser erweist sich bei der Behandlung von Schmerzen als sehr wirksam.

Thalassotherapie: Heilen mit Meerwasser

Das Wort Thalassotherapie stammt aus dem Griechischen und bedeutet Meerwassertherapie (griechisch: thalassa = Meer). Dabei werden die Wasserzusammensetzung sowie bestimmte Inhaltsstoffe des Meeres gezielt genutzt, um Beschwerden zu behandeln. Vor allem das Salz und Spurenelemente wie Jod und Algenbestandteile entfalten gute therapeutische Wirkungen. Für die Heilanwendungen wird das Wasser aus dem Meer gepumpt und erwärmt, damit sich die wertvollen Mineralstoffe in Wannenbädern optimal entfalten können. Es gibt spezielle Wasser-Massage-Programme, zum Beispiel bei Menstruationsbeschwerden oder gegen Stress und Muskelverspannungen. Auch Meerwasser-Gymnastik ist hervorragend geeignet, die Durchblutung zu fördern, die Muskulatur zu lockern und Schmerzen zu lindern.

Thalassotherapien werden optimalerweise innerhalb einer Kur in Anspruch genommen. Wenn Sie das aber gerne auch zu Hause durchführen möchten, können Sie entsprechende Kur-Produkte wie spezielle Badesalze in Drogeriemärkten, Reformhäusern oder in der Apotheke kaufen.

Heilende Substanzen aus der Natur

Erde, Lehm und Ton

Schon unsere Vorfahren aus der Steinzeit wussten, dass Mutter Erde heilende Stoffe birgt und dass beispielsweise Lehmpackungen durch ihren Gehalt an speziellen Mikroorganismen eine beruhigende und wundheilende Wirkung besitzen. Im Rahmen der Balneotherapie werden gezielte Anwendungen mit Lehm-, Fango- oder Moorpackungen in vielen Heilbädern auch heute noch durchgeführt. In der Hausmittel-Behandlung werden sie bevorzugt zur Unterstützung bei Muskel- und Gelenkproblemen, Hautleiden sowie Frauenleiden eingesetzt. Im Folgenden lernen Sie die wichtigsten Stoffe und ihr Anwendungsspektrum kennen:

Fango

Bei Fango handelt es sich um einen heilkräftigen Mineralschlamm, der aus einer heißen Quelle vulkanischen Ursprungs stammt. Italien gilt als Herkunftsland dieser Substanz (italienisch: *fango* = Schlamm), deren Heilkraft schon römische

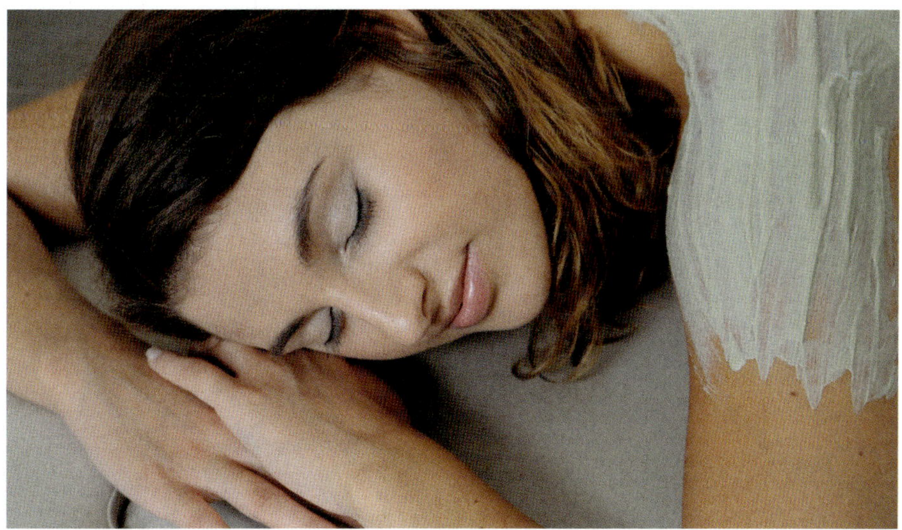

Legionäre zu schätzen gewusst haben sollen. Der Schlamm aus pulverisiertem Vulkangestein und (Thermal-)Wasser wird entweder heiß, körperwarm oder seltener auch kalt auf die zu behandelnden Körperbereiche aufgetragen. Die Anwendung kann als dickbreiige Packung erfolgen oder auch als Fangobad mit dünnflüssigerem Mineralschlamm. Fango-Anwendungen sind vor allem bewährt zur Behandlung von rheumatischen Gelenkbeschwerden, Neuralgien (Nervenschmerzen) und Muskelverspannungen.

Tonerde

Tonerde ist ein erdiges Gestein mit einer sehr feinen, wasserdurchlässigen Textur. Sie entsteht bei der Zersetzung von bereits existierenden »Muttergesteinen« wie Granit oder Feldspat. Abhängig von der physikalisch-chemischen Zusammensetzung hat Tonerde unterschiedliche Farbtöne, die von weiß, gelb oder grau bis zu grün, braun oder rot reichen. Hauptsächlich besteht sie aus Aluminiumsilikaten, die Spuren anderer Elemente enthalten wie Aluminiumoxid, Titan, Kalzium, Kalium, Natrium und Magnesium. Die beruhigende, entzündungshemmende und wundheilende Wirkung der Tonerde kann erfolgreich zur Behandlung von Quetschungen, Prellungen, Verstauchungen und Blutergüssen eingesetzt werden.

Lehm

Lehm ist eine Mischung aus Sand und Ton. Die Substanz entsteht durch Verwitterung verschiedener Gesteinsarten und ist einer der ältesten Baustoffe der Welt. Aber auch in der Naturmedizin hat Lehm – wie anfangs erwähnt – eine lange Tradition, die bis in die Steinzeit zurückreicht. Lehm wird als Wickel verwendet und entfaltet dabei seine reinigende und entgiftende Wirkung.

Sonne, Licht und Wärme

Dass Sonnenlicht nicht nur für Pflanzen, sondern auch für uns Menschen eine lebenserhaltende Kraft besitzt, ist seit alters her bekannt. Licht beeinflusst sowohl unsere Psyche als auch zahlreiche Funktionen in unserem Organismus. Durch kurzwelliges UV-Licht beispielsweise wird der Kreislauf angeregt. Außerdem kann unter dem Einfluss von Sonnenlicht der Körper das lebensnotwendige Vitamin D in der Haut bilden. Jeder von uns weiß – vielleicht sogar aus eigener Erfahrung –, dass anhaltender Lichtmangel krank machen kann. So nehmen depressive Verstimmungen und andere seelische Probleme in der »dunklen Jahreszeit« erwiesenermaßen zu. Dagegen sind die meisten Menschen im Frühling und Sommer leistungsfähiger und ausgeglichener und fühlen sich auch wohler, wenn es draußen angenehm warm ist. Spezielle lichttherapeutische Anwendungen machen sich diese Wirkungen zunutze. So wirken sich wohldosierte Sonnenbäder oder Spaziergänge an sonnigen Tagen als leichte Reizbehandlung positiv auf den ganzen Organismus aus. Lichttherapie steigert die Abwehrkräfte, regt den Stoffwechsel an und harmonisiert die Neurotransmitter, spezielle Botenstoffe, die wesentlichen Einfluss auf unser emotionales Erleben haben. Bei der Rotlicht-Behandlung hat nicht das Licht, sondern die ausgeprägte Wärme, die von dieser Lichtquelle ausgeht, einen therapeutischen Effekt. Rotlicht-Anwendungen helfen unter anderem, chronische Entzündungs- und Schmerzprozesse – zum Beispiel in den Nasennebenhöhlen – oder Muskelverspannungen zu mildern und die Heilung zu beschleunigen.

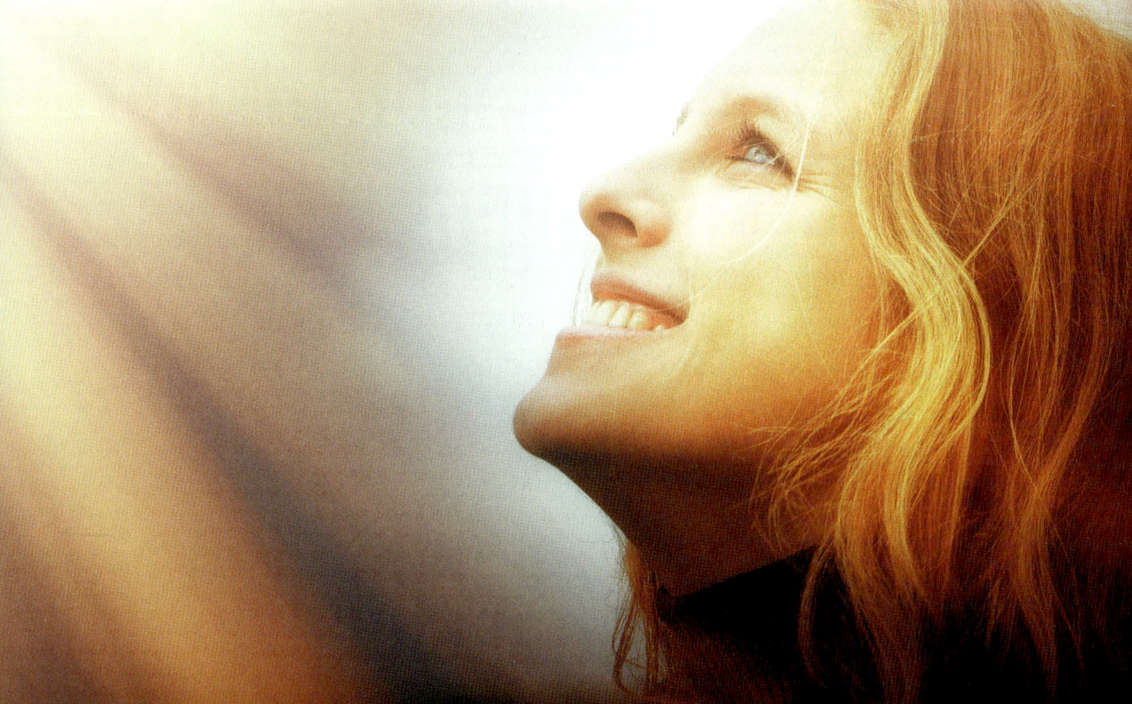

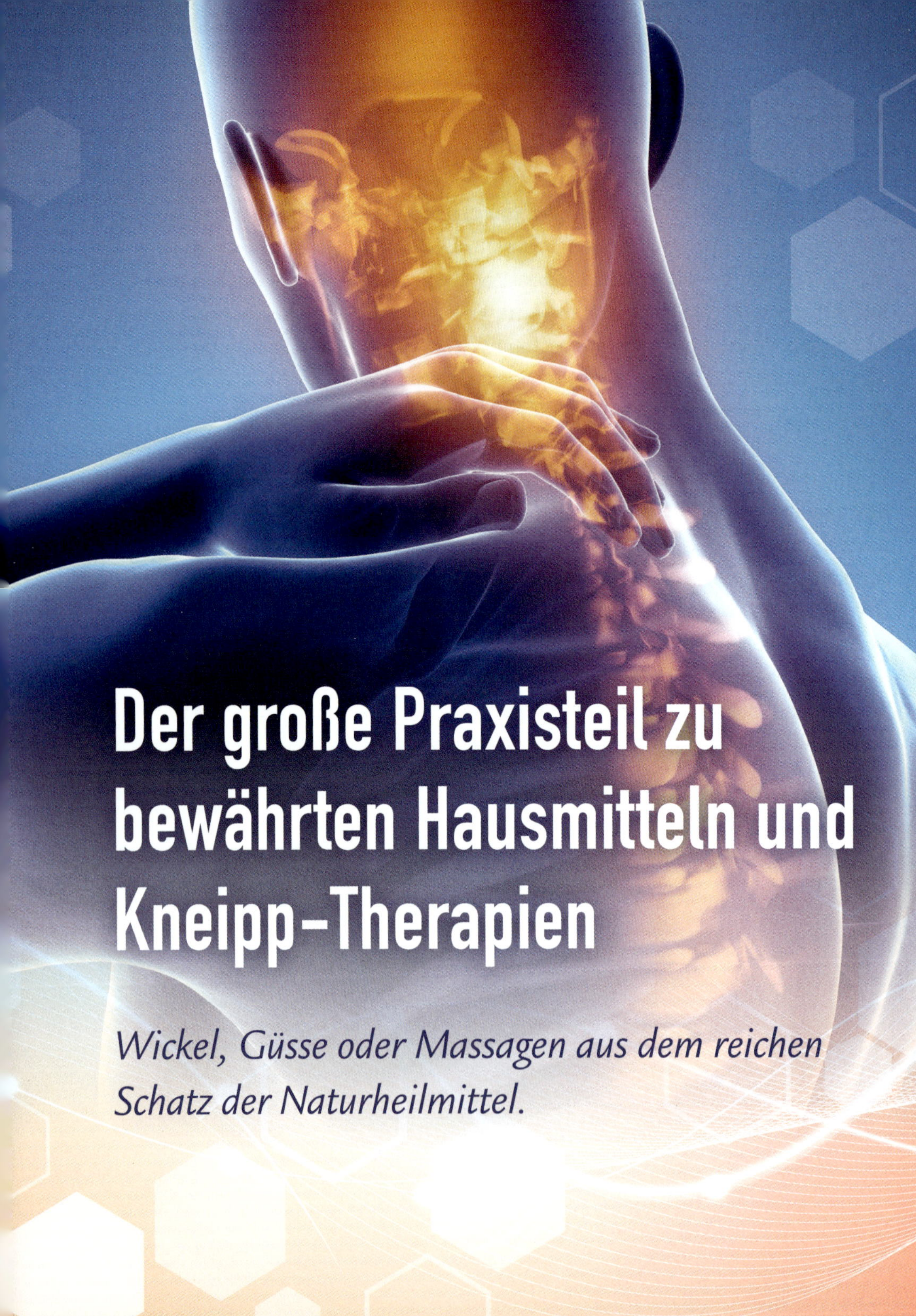

Der große Praxisteil zu bewährten Hausmitteln und Kneipp-Therapien

Wickel, Güsse oder Massagen aus dem reichen Schatz der Naturheilmittel.

Nackenrolle

Wärme kann wie Balsam für einen verspannten Nacken sein. Bei akuten Beschwerden hilft eine Nackenrolle gut: Dazu tauchen Sie ein Handtuch in heißes Wasser, wringen es aus und legen es für ein paar Minuten in den Nacken; ein warmer Schal, um Hals und Schultern gelegt, kann ebenfalls Linderung bringen. Bitte nehmen Sie, sobald Sie die Wärme nicht mehr spüren, die Rolle wieder ab, da sich sonst die gut gemeinte Maßnahme ins Gegenteil wandelt.

Fangopackung

Fangopackungen sorgen grundsätzlich für Schmerzreduktion bei chronischen Beschwerden. Fangopackungen bekommen Sie bereits fertig zubereitet in der Apotheke. Sie brauchen sie lediglich im warmen Wasserbad nach Anleitung aufzuwärmen und anschließend auf die schmerzenden Partien zu legen.

Warmer Hopfenumschlag

Befüllen Sie einen Leinenbeutel mit einer Handvoll zerkleinerten Hopfenzapfen und erhitzen Sie ihn in einem Wasserbehälter. Den Beutel auswringen und mit

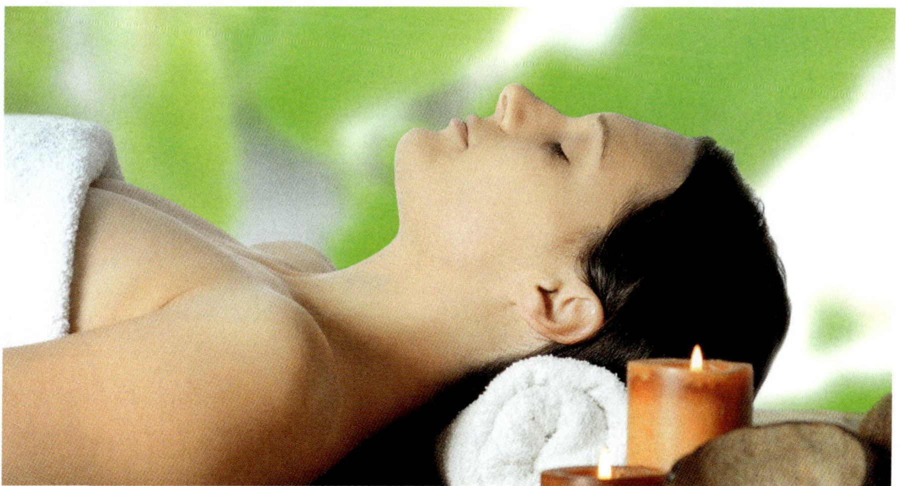

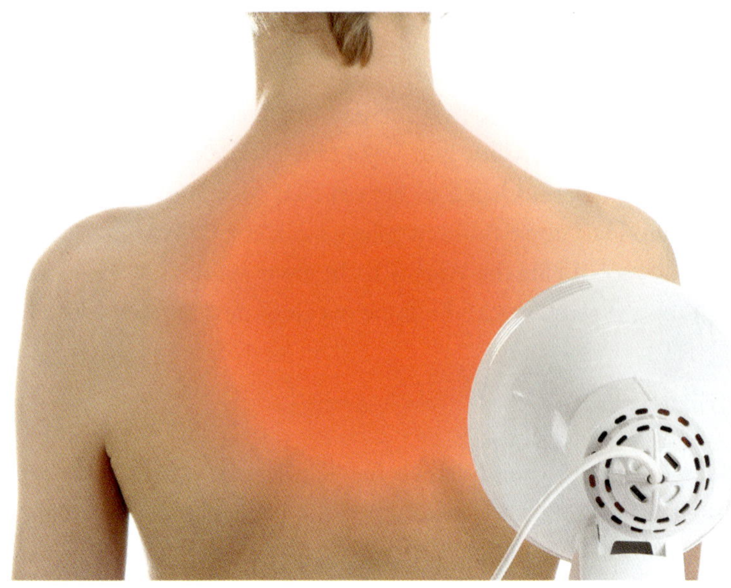

einem Handtuch abgedeckt auf den schmerzenden Nacken legen. Die Wärme lindert die Verspannungen und macht die Muskeln weicher. Diesen Vorgang mehrmals täglich wiederholen.

Infrarotlicht

Eine sehr gute und keineswegs kostspielige Wärmequelle ist die Infrarotlampe. Die Wärme, die sie abgibt, hilft nicht nur bei verspannten Muskeln, sondern auch beispielsweise bei chronischen Beschwerden der Nasenneben- oder Stirnhöhlen. Richten Sie die Wärmelampe aus einer Entfernung von etwa 30 Zentimetern für circa 15–20 Minuten auf Ihren Nacken. Das lockert Verspannungen der Muskulatur und wirkt zudem noch angenehm beruhigend.

Kirschkernkissen

Eine weitere bewährte Wärmeanwendung ist das Kirschkernkissen. Kirschkerne speichern Wärme besonders gut und lockern verspannte Muskeln. Das Kissen bei circa 150° Celsius für 15 Minuten im Backofen oder bei 600 Watt 1–2 Minuten in der Mikrowelle erwärmen. Sobald das Kirschkernkissen abgekühlt ist, können Sie es abnehmen.

Kalte Kompressen

Bei akuten Beschwerden, die mit einer entzündlichen Reizung zusammenhängen, helfen oft kalte Auflagen besser. Legen Sie diese beispielsweise abwechselnd auf Nacken und Stirn, um Kopfschmerzen, die von Verspannungen herrühren, zu lindern.

Ätherische Ölmischung

Durchblutungsfördernde Einreibungen, beispielsweise mit Zimtöl, Kampfer, Muskatnuss oder Eukalyptus, bringen Linderung. Mischen Sie 50–100 Milliliter süßes Mandelöl oder Jojobaöl mit ein paar Tropfen eines (oder mehrerer) der genannten Aromaöle. Diese heilsame Ölmischung massieren Sie dann vorsichtig auf die schmerzenden Partien ein.

Latschenkiefertinktur zum Einreiben

Reiben Sie Nacken, Schulter oder den gesamten Rücken (hier muss der Partner oder ein anderer Familienangehöriger helfen) drei- bis viermal täglich mit Latschenkiefertinktur (aus der Apotheke) ein. Diese kühlt zuerst und verbreitet dann eine wärmende, entzündungshemmende und schmerzlindernde Wirkung.

Pfefferminzöleinreibung

Die Pfefferminze, eine Kreuzung aus grüner Minze und Wasserminze, gilt als eines der bewährtesten Heilmittel der Volksmedizin. Das Öl stellt man durch Dampfdestillation aus den frischen oberirdischen Teilen der blühenden Pflanze her. Bei Muskelverspannungen, Kopfschmerzen und Migräne kann man es auf Nacken, Schläfen und Stirn auftragen. Dies hat eine ähnlich gute Wirkung wie eine leichte Schmerztablette. Pfefferminzöl löst ein Kältegefühl mit schmerzlinderndem Effekt aus. Pfefferminzöl auf die intakte Haut aufgetragen, führt zu einer Steigerung des Blutflusses in den Hautkapillaren und damit zur Schmerzreduktion.

Oberkörperwaschung

Die Oberkörperwaschung ist eine sehr bewährte Methode, um Spannungszustände abzubauen und das vegetative Nervensystem auszugleichen. Durch die kalte Waschung kommt es zunächst zu einer Zusammenziehung der Blutgefäße, später zu einer reflektorischen Erweiterung. Das nennt man in der Fachsprache Vasokonstriktion und Vasodilatation. Diese Gefäßveränderung bewirkt unter anderem eine Entspannung, eine Entkrampfung der Skelett- und Organmuskulatur, eine Stoffwechselanregung und Stärkung des Immunsystems.

Geben Sie hierfür auf 1 Liter Wasser:
⅓ l Essig • 1 EL Arnika • 1 EL Retterspitz • 1 EL Salz

Die Raumtemperatur sollte angenehm warm sein, der zu Behandelnde in Ruhe und mit warmer Körpertemperatur sitzen, die Wassertemperatur so kühl, wie er sie verträgt, maximal 18° Celsius. Kein Gespräch, gedämpftes Licht und Nachruhen von ½ bis ¾ Stunde.

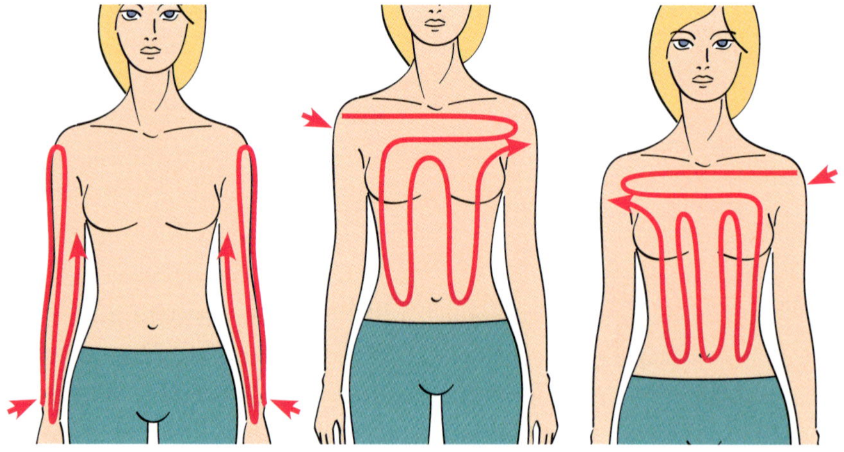

Wickel

Unter dem echten Kneipp'schen Wickel versteht man die zirkuläre Umwicklung einer Körperpartie. Man verwendet dazu ein feuchtes und zwei trockene Tücher. Beim originalen Kneipp-Wickel besteht das unterste, feuchte Tuch aus Leinen, das Tuch darüber aus Baumwolle und die Abdeckung aus Wolle.

Die bekanntesten Wickel sind die Wadenwickel bei Fieber. Vielleicht haben Sie diese bei Ihrem Kind oder bei sich selbst schon einmal angewendet.

Der Nackenwickel ist nicht ganz so geläufig, erfordert ein klein wenig Geschick, wirkt aber hervorragend bei verspannten Muskeln.

Die Tücher müssen so groß sein, dass sie vom Hals über die Schultern bis zu den Schulterblättern reichen. Sie werden wie ein Cape umgelegt und dann an Schultern und Oberarmen eingeschlagen. Es ist wichtig, dass das Leinentuch fest am Körper sitzt, da es sonst nicht wirkt. Über dieses Leinentuch wickeln Sie in gleicher Weise ein großes, trockenes Handtuch. Auch diese Wickel dürfen Sie nicht zu lang applizieren. Sobald über die Temperatur des Körpers die Durchblutungsförderung nicht mehr spürbar ist, müssen Sie den Wickel wieder abnehmen.

Nackenwickel-Kreuzwickel bei starker Schulter-Nacken-Verspannung, zum Beispiel mit schmerzhaft verhärteten Muskelverdickungen, den Ihnen bereits bekannten Myogelosen.

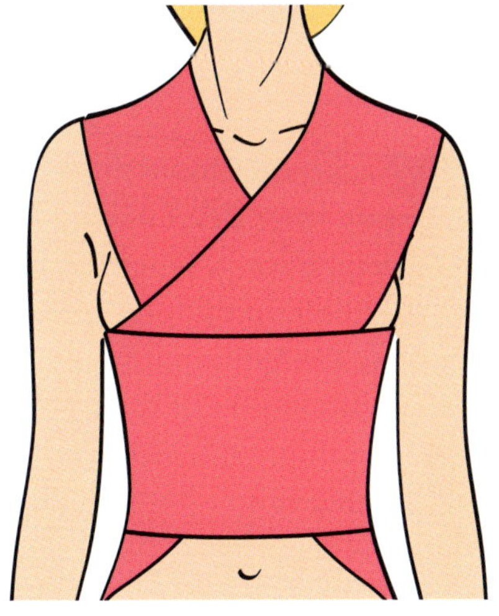

Falten Sie ein Baumwoll- oder Leinentuch mehrfach in Längsrichtung, tauchen Sie es in kaltes Wasser und wringen Sie es so aus, dass es nicht mehr tropft. Fügen Sie dem Wasser eventuell Retterspitz hinzu; es reichen 50 ml. Wickeln Sie das Tuch jetzt stramm um den Nacken (bitte nicht zu locker an der Halsrückseite, lose Wickel wirken nicht!) Danach wird ein Außentuch um den Nacken und darüber noch ein Wolltuch geschlagen.

Flachgüsse

Auch die Güsse sind eine klassische Domäne der Hydrotherapie nach Pfarrer Kneipp. Bei Beschwerden im Nacken haben sich besonders folgende Gussarten bewährt:

- Armwechselguss plus Rücken warm
- Oberguss
- Rückenguss
- Wechselrückenguss

Güsse wirken sich regulierend auf den Wärmehaushalt aus. Sie regen den Lymphfluss an, wirken tonisierend auf die Kapillaren und die Venen, fördern

Info

Die Kneipp-Lehre unterscheidet zwischen Flachgüssen und Druckspritzgüssen. Die Flachgüsse können mit ein klein wenig Übung sehr gut zu Hause angewendet werden, die Druckspritzgüsse jedoch gehören in erfahrene Hände von Physiotherapeuten oder hydrotherapeutisch versierten Ärzten, da sie eine tiefgreifende Wirkung auf den Körper haben und nur unter ärztlicher Verordnung durchgeführt werden können. Zudem benötigt man bei Druckspritzgüssen spezielle Armaturen, die nicht ohne Weiteres im normalen Handel zu beziehen sind.

Vorsicht bei Kindern!

Auch die Kleinsten leiden zunehmend unter Nackenbeschwerden, was niemanden wundert, sitzen sie doch oft über eine lange Zeit mehr oder weniger bewegungslos über Tablets und Smartphones gebeugt. Dass eine solch einseitige Belastung schon früh zu Problemen führen kann, versteht sich von selbst. Dennoch muss man bei Kindern vorsichtig mit Anwendungen wie Güssen sein. Ihr Körper reagiert noch viel schneller, deshalb darf die Reizintensität nicht zu hoch sein. Das heißt: lieber kürzere Reize mit einer moderaten Temperatur setzen und sofort aufhören, wenn es dem Kind unangenehm wird.

somit den Austausch zwischen den Zellen und dem Extrazellulärraum, auch Matrix- und Bindegewebsraum genannt, was hilft, Sauerstoff und Nährstoffe in die Zellen zu bringen und nicht verwertbare oder gar schädliche Stoffe über Blut- und Lymphbahnen aus dem Körper herauszuschleudern. Auf diese Weise vermögen Güsse die Muskeln zu entspannen und in ihnen enthaltene »Stoffwechselablagerungen« abzubauen, die sich zu schmerzhaften Myogelosen entwickeln könnten.

Wie machen Sie einen Guss richtig?

Als Erstes benötigen Sie einen Armaturenanschluss für die Anbringung eines Schlauches. Diesen bekommen Sie in jedem Baumarkt für relativ wenig Geld.

Der Wasserstrahl sollte sanft geführt werden, sodass er sich über das zu behandelnde Körperareal schmiegt und nicht spritzt oder sprudelt.

Bei Wechselgüssen ist ein Wechsel zwischen 38° Celsius warm und 14° Celsius kalt empfehlenswert. Bei Kindern, Senioren mit chronischen Krankheiten und allgemein geschwächten Personen sind moderatere Temperaturen angezeigt, da die große Spanne zwischen warm und kalt ein zu starker Reiz sein kann. Bei Wechselgüssen *immer* mit kalt aufhören!

Sie fangen grundsätzlich an der Stelle an, die vom Herzen am weitesten entfernt ist. Beim erweiterten Armguss beispielsweise ist dies also immer an der rechten Hand. Dort führen Sie den Strahl mit einer sanften Bewegung rechts außen von unten nach oben und dann – an der Schulter- und Nackenpartie angekommen – nach innen und unten zurück. Dies wiederholen Sie auf der linken Seite in genau dem gleichen Rhythmus.

Mit diesem Vorgang beginnen Sie beim Wechselguss mit 38° Celsius, und zwar natürlich auf beiden Seiten, wechseln auf 14° Celsius – diese Phase darf etwas kürzer sein. Das Ganze zweimal wiederholen.

Beim Oberguss beziehen Sie mit der gleichen Prozedur den gesamten Rücken und die Brust mit ein. Hier benötigen Sie in jedem Fall einen Partner, denn einen Guss am eigenen Rücken können Sie nur schwerlich durchführen.

Dies gilt natürlich auch für den reinen Rückenguss und den Wechselrückenguss, der für die Heilung von Nackenbeschwerden sehr effektiv ist. Wer alleine lebt, kann sich vielleicht hin und wieder einen Saunabesuch gönnen und Freunde fragen, ob sie mitkommen. Die Sauna mit ihren Sanitäranlagen und Ruhezonen liefert gute Bedingungen, um gemeinsam und ganz ungezwungen etwas für seine Gesundheit zu tun. Und das Plätschern und Spritzen mit Wasser macht ja schon seit Kindertagen Spaß, oder?

Massagen – die sanfte Lockerung verspannter Muskeln

Massagen haben sowohl im östlichen als auch im westlichen Kulturkreis eine sehr lange Geschichte und zählen zu den ältesten Heilmethoden überhaupt. Die Entwicklung manueller Techniken zur Verbesserung des Befindens und zur Linderung von Beschwerden hat wahrscheinlich im Osten Afrikas und in Asien (Ägypten, Persien, China) ihren Ursprung genommen. Bereits 2600 v. Chr. beschreibt der mythische chinesische Kaiser Huáng Dì erste Massagehandgriffe und gymnastische Übungen. Über Hippokrates wurden die manuellen Therapietechniken in die europäische Heilkunst eingeführt.

Wie wirken Massagen? Die östlichen Lehren gehen von der Vorstellung aus, dass im Körper eine Energie (Prana oder Qi) kreist, deren Fluss durch Krankheiten blockiert wird. Massagen lösen diese Blockaden und bringen die Energie wieder zum Fließen. Der westlichen Lehre liegt dagegen eine eher mechanistische Vorstellung zugrunde, die sich im Wesentlichen auf die Funktionsverbesserung von Muskeln, Sehnen und Knochen konzentriert. Eine zunehmende ganzheitliche Sichtweise und die immer stärkere Verschmelzung östlichen und westlichen Medizinwissens versucht beide Wirkmodelle miteinander zu verbinden. Wissenschaftlich ist mittlerweile erforscht, dass gezielte Massageanwendungen vielfältige positive Effekte im Organismus haben:

- Sie regen im behandelten Areal die Durchblutung an.
- Sie entspannen die Muskulatur.
- Sie lösen Verkrampfungen.
- Sie lindern Schmerzen.
- Sie senken Blutdruck und Pulsfrequenz.
- Sie wirken psychisch ausgleichend und beruhigend.

- Sie verbessern den Zellstoffwechsel.
- Sie fördern die Wundheilung.
- Sie entschlacken Haut und Bindegewebe.
- Sie regen die Libido an.
- Sie lösen Ängste und lindern depressive Verstimmungen.

Klassische Teil- oder Ganzkörpermassage

Diese Massageart kann jeder mit ein bisschen Übung und mit einem Partner gut selbst durchführen.

Wenn Sie massieren oder sich massieren lassen, sollten Sie sich jedoch etwas Zeit gönnen.

Achten Sie darauf, dass der Raum warm und frei von Zugluft ist, aber dennoch sollten Sie vorher unbedingt gelüftet haben. Fünf bis zehn Minuten stoßlüften und dann alle Fenster und Türen wieder verschließen.

Damit Sie selbst oder Ihr Partner die Massage genießen und sich auch wirklich entspannen können, sollten Sie Störquellen wie Telefon oder Türklingel, wenn möglich, ausschalten. Bereiten Sie sich vor der Massage ein Glas Wasser oder eine Tasse Tee und trinken Sie das Getränk schlückchenweise.

Führen Sie die Massage idealerweise auf einem speziellen Massagetisch durch. Eine feste Unterlage (harte Matratze, Isomatte) tut es aber auch. Das Bett ist jedoch meistens zu weich.

Wärmen Sie bitte, bevor Sie mit der Massage beginnen, Ihre Hände auf, damit Ihr Partner (oder Ihr Kind) den ersten Kontakt als angenehm empfindet.

Beginnen Sie die Massage mit dem Einölen der zu massierenden Körperpartie. Ein Aromaöl und eine Entspannungsmusik Ihres Geschmacks unterstützen den Massageeffekt.

Sie streichen langsam und mit ganz breiten Händen über den Rücken zum Beispiel von unten nach oben und in großen Kreisen, bis das Öl verschmiert ist, aber gerne auch länger. Die Geschwindigkeit ist erst langsam und wird dann schneller, damit sich über die Reibung auf der Haut auch die Muskeln in der Tiefe erwärmen können. Es ist aber auch ratsam, sich vorher 15–20 Minuten vor ein Rotlicht zu setzen, eine heiße Dusche zu nehmen oder eine warme Auflage auf den zu massierenden Körperteil zu legen.

Hier können Sie schon einen groben Überblick über das Areal bekommen, in dem Verhärtungen, größere Verspannungen oder sogar Erhebungen feststellbar sind.

Danach beginnen sie von unten nach oben mit sanften Bewegungen Ihrer Finger und Hände alle Weichteile zu massieren. Sie können leichte Kreise machen oder auf der Körperpartie längs entlang streichen, kneten und dehnen und die schmerzhaften Verhärtungen sanft in den Körper zurück drücken.

Beenden Sie Ihre Massage nach 30 Minuten so, wie Sie sie begonnen haben, mit großen Ausstreichungen in alle Richtungen, als würden Sie die Verspannungen final vom Körper streichen.

Gute Massagetechniken sind: Kneten, Reiben, Rollen und Klopfen. Verwenden Sie Daumen, Fingerkuppen, Handflächen und Handkanten.

Auch Geräte wie Tennisbälle, Massagestäbe, Bürsten, Schwämme oder Rollen können Sie zu Hilfe nehmen.

Alles Wissenswerte über die Sauna

Gesundheit aus der Schwitzstube: Die Geschichte der Sauna reicht zurück bis in die Steinzeit. Die Menschen damals erhöhten die Temperatur, indem sie Steine erhitzten; das haben Funde in Ostasien belegt. Vom ostasiatischen Raum gelangte die Sauna nach Skandinavien und ans Mittelmeer. Es entstanden die skandinavischen Rauchsaunen und der Hamam, das türkische Dampfbad. In der Antike waren bei den Griechen und Römern die Badestuben ganz groß in Mode.

Regelmäßiges Saunieren ist für die Gesundheit des gesamten Körpers von großem Vorteil und gilt als Rundum-Fitmacher. Vor allem im Herbst und Winter sollte einmal pro Woche ein Saunabesuch auf dem Plan stehen.

Das alles kann die Sauna

- Der starke Wechsel zwischen Hitze und Kälte ist für die Blutgefäße in der Haut ein echtes Powertraining. Die Haut wird gut durchblutet, die Zellerneuerung angeregt.

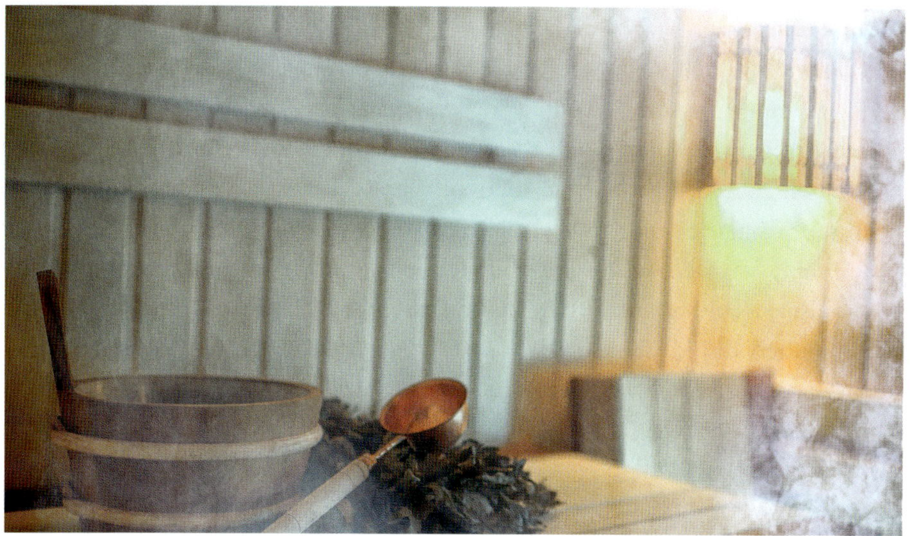

- Die Hitze der Sauna bewirkt, dass die Schleimhäute besser durchblutet werden. Sie sind wichtige Außenposten unseres Abwehrsystems, das dadurch gestärkt wird.
- Durch die hohen Temperaturen in der Sauna steigt die Körpertemperatur um ungefähr 1 Grad. Dadurch bekommt der gesamte Stoffwechsel einen richtigen Energieschub.
- Die Wärme löst Muskelverkrampfungen und hilft bei der Entspannung, weil sich die Gefäße weiten.
- Der Blutdruck sinkt, es tritt eine beruhigende Wirkung ein.
- Das vegetative Nervensystem wird trainiert. Unmittelbar nach dem Saunabesuch zeigt sich ein Frischegefühl, das durch die Anregung des Sympathikus ausgelöst wird, später eine vagotone Nachwirkung, die mit tiefer Entspannung einhergeht.

Diese positiven Effekte stellen sich jedoch nur ein, wenn man den Saunabesuch richtig durchführt. Richtig heißt: Zuallererst mindestens 2 Stunden einplanen, damit man nicht in Zeitdruck kommt.

Vor dem ersten Saunagang richtig duschen und die Haare waschen. Das ist nicht nur wegen der Hygiene wichtig, sondern kommt auch den Haaren selbst zugute. So müssen Haarsprayreste beim Waschen gründlich entfernt werden, denn sonst könnten die Haare in der großen Hitze brüchig werden. Auch Make-up, Wimperntusche etc. sollten Sie vor dem Saunagang sorgfältig abnehmen. Durch die Hitze könnten die Kosmetika stark intensiviert werden und zu Hautreaktionen führen. Nach dem Duschen sollten Sie sich gründlich abtrocknen, denn nur wenn die Haut richtig trocken ist, schwitzt sie leichter. Wer nass in die Sauna geht, schwitzt erst später, weil die Nässe auf der Haut den Körper anfangs noch kühlt. Achtung: Nicht mit kalten Füßen in die Sauna gehen. Denn kalte Füße können die Muskulatur der Gefäße beeinträchtigen. Die Folge: Anstelle der gewünschten Gefäßerweiterung kann die Hitze in der Sauna eine Verengung der Gefäße verursachen. Kreislaufprobleme und Durchblutungsstörungen sind die möglichen Folgen. Trotzdem müssen kalte Füße kein Problem sein. Nehmen Sie einfach vor dem Saunagang ein warmes Fußbad (etwa 35–40 Grad). Tröge für Fußbäder stehen in jedem Saunabereich bereit.

Der erste Saunagang sollte 8–12 Minuten dauern. Erst wenn Sie richtig schwitzen, das heißt auch an den Schienbeinen – weil man dort in der Regel erst ganz zuletzt mit dem Schwitzen beginnt –, können Sie zum Abkühlen und Erfrischen nach draußen gehen. Ausnahme: Wer Kreislaufprobleme bekommt, oder sich sonst nicht wohlfühlt, sollte natürlich sofort den Hitzebereich verlassen und an die frische Luft gehen. Im Liegen die Saunahitze zu genießen, ist besser als im Sitzen. Achten Sie am Ende aber auf einen langsamen Übergang vom Liegen zum Sitzen, und stehen Sie erst dann auf.

Nach dem ersten Saunagang kommt die Abkühlung. Hierzu gehen Sie bitte zuerst in den Frischluftbereich – im Winter ist Schneetreten ideal als erste Abkühlung. Dann duschen oder spülen Sie sich ab; Sie können auch in ein Tauchbecken tauchen. Auch Kneipp'sche Güsse sind sehr effektvoll. Danach trocknen Sie sich ab, hüllen sich in einen Bademantel oder ein großes Badetuch und genießen die Ruhe im Liegeraum.

Nach einer individuell langen Entspannungspause, die jedoch nicht unter 20 Minuten liegen sollte, kommt der zweite Saunagang. Die Abfolge ist dabei wie beim ersten. Saunaprofis absolvieren die empfohlenen drei Saunagänge, natürlich immer mit Abkühlungs- und Ruhepause.

Die Go's und No-Go's des Saunierens

Bitte beachten:

- Sie brauchen zwei Handtücher und 2 Stunden Zeit
- Beste Saunatemperatur: 85° bis 90° Celsius; für empfindliche Personen empfiehlt sich die Biosauna mit 45° bis 60° Celsius. Luftfeuchtigkeit: 18–25 %, nach Aufguss circa 35 %
- Vorher: Auskleiden, WC, Reinigungsdusche, abtrocknen, eventuell Fußwärmbad
- 8–12 Minuten Sauna, abkühlen, Ruhepause
- Nachher: Kein Nachschwitzen, ausreichend trinken

Sauna bitte nicht so!

- Abgehetzt
- Hungrig (Kollapsgefahr!)
- Nass
- Gymnastik
- viel Reden
- Abbürsten im Saunaraum
- Danach warm duschen
- Tauchbecken ohne vorheriges Abspülen
- Wiederholtes Abseifen (schadet dem Säureschutzmantel der Haut)
- Kaltes Fußbad, Wassertreten (Gefahr von Gefäßkrämpfen)
- Zu kurze Ruhephasen von nur wenigen Minuten
- Aufenthalt in der Saunastube länger als 13 Minuten
- Saunawettbewerbe

Ein Aufguss sollte erst beim letzten Saunagang erfolgen. Dem Aufgusswasser können dabei unterschiedliche ätherische Öle zugesetzt werden, die zum Beispiel positiv auf die Atemwege wirken. Die Ruhezeit und Abkühlung nach dem Saunabesuch sollte so lang sein, dass Sie nicht mehr nachschwitzen.

Übrigens kann man in der Sauna pro Minute bis zu 30 Gramm Schweiß verlieren. Flüssigkeit, die man nach der Sauna unbedingt wieder zu sich nehmen sollte, am besten in Form von Mineralwasser, vielleicht gemischt mit Fruchtsaft. So wird der Wasser- und Mineralhaushalt des Organismus wieder ausgeglichen.

Auch die Haut braucht nach der Sauna besondere Pflege. Vor allem trockene Haut hat mit dem Schweiß auch viel Fett und Feuchtigkeit verloren. Verwöhnen Sie Ihre Haut also nach dem letzten Saunagang und der letzten Dusche mit einer guten Körperlotion. Die Haut ist nun besonders aufnahmefähig für intensive Pflege.

Nackenprobleme von innen heraus lindern

Zur Unterstützung äußerlicher Anwendungen und Übungen bei anhaltenden Nackenbeschwerden haben sich vor allem Teekuren mit Heilpflanzen bewährt. Einzelne Heilpflanzen sind jedoch auch als konzentrierte Pflanzenpräparate zur Einnahme in Kapsel- oder Tablettenform hilfreich. Die drei wichtigsten Heilpflanzen in puncto Linderung von Schmerzen, Reinigung und Stoffwechselaktivierung lernen Sie hier kennen:

Brennnesselblätterextrakt

Dieses pflanzliche Mittel wird aufgrund seiner entzündungshemmenden Eigenschaften hauptsächlich zur unterstützenden Therapie bei rheumatischen Beschwerden eingesetzt. Brennesselextrakt ist jedoch auch sehr bewährt zur Blutreinigung und Verbesserung des Blutflusses. Die Brennnessel enthält zahlreiche Mineralstoffe und Spurenelemente, die für Stoffwechsel und Verdauung von Bedeutung sind. So ist die Heilpflanze mit langer Tradition – sie wurde schon von Paracelsus, Hildegard von Bingen und anderen großen Heilkundigen für die Gesunderhaltung empfohlen – reich an den lebenswichtigen Mineralien Kalzium, Magnesium und Eisen.

Teufelskrallenextrakt

Das Kraut, aus dessen sekundären Speicherwurzeln man zu Heilzwecken einen Extrakt herstellt, ist in Namibia beheimatet. Klinische Studien belegen, dass es, über mehrere Tage eingenommen, eine entzündungshemmende und schmerz-

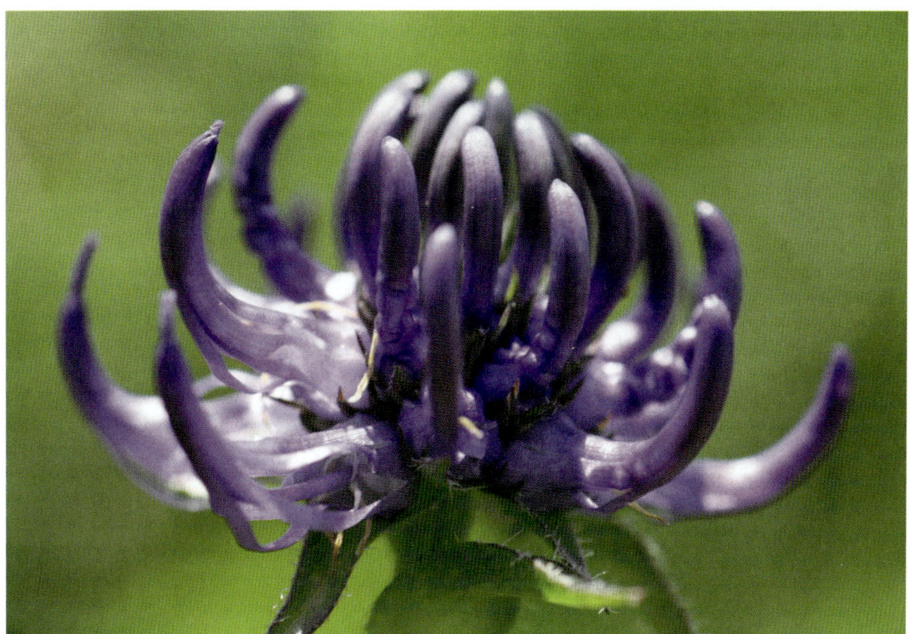

Teufelskralle

lindernde Wirkung hat. Es hilft beispielsweise bei degenerativen Erkrankungen des Stütz- und Bindegewebes, also bei rheumatischen Erkrankungen sowie schmerzhaften Arthrosen, bei Lumbalgie und Rückenschmerzen.

Weidenrindenextrakt

Salicin, ein Derivat der Salicylsäure, ist der Hauptwirkstoff der Weidenrinde. Er entfaltet im Organismus die gleiche Wirkung wie Acetylsalicylsäure (Aspirin) und ist damit ein natürliches Schmerzmittel. Daneben enthält die Pflanze noch Flavonoide und Gerbstoffe. Stärkere Nebenwirkungen sind bei Salicin nicht zu erwarten. Es kann jedoch vereinzelt zu einer leichten Reizwirkung auf die Darmschleimhaut kommen. Da die Salicylsäure nur langsam freigesetzt wird, bleibt ihre Wirkung über mehrere Stunden erhalten. Durch seinen fiebersenkenden, entzündungshemmenden und analgetischen (schmerzlindernden) Effekt eignet sich Weidenrindenextrakt besonders zur Therapie von Schmerzzuständen.

Teufelskrallen- und Eichenrindenextrakte können gut zur äußerlichen Anwendung bei schmerzhaften Muskelverspannungen und entzündlichen Reizungen verwendet werden. Aber auch als Teemischung eignen sie sich hervorragend.

Bewährte Teezubereitungen

Teezubereitung für Teufelskralle:

1 TL feingeschnittene Droge mit 2 Tassen kochendem Wasser übergießen, abfiltern, in 3 Portionen über den Tag verteilt trinken. Leider schmeckt der Tee sehr bitter, Sie können ihn aber mit anderen Heilkräutern geschmacklich verfeinern. Brennnessel passt sehr gut dazu und hilft, den Geschmack zu verbessern.

Ein **Teerezept mit Weidenrinde** – es gilt als innovatives Schmerzkonzept, rein aus der Natur. Weidenrindenextrakt verbindet die beiden hochwirksamen Stoffe Salicin und Polyphenol – starke Helfer bei Schmerzen, Verspannungen, Entzündungen.

Bringen Sie 1 gehäuften TL geschnittene Weidenrinde – aus der Apotheke – langsam zum Kochen, nehmen Sie den Topf dann vom Herd. Ungefähr 5 Minuten ziehen lassen, abseihen. Trinken Sie 2–3 Tassen pro Tag.

Eine ausgezeichnete **Teemischung** zur Reinigung des Blutes und Entgiftung der Matrix, also des Bindegewebes und der Lymphorgane, ist eine Kombination verschiedener Heilpflanzen, die ausleitende Wirkung haben. Auch hier ist die Brennnessel ein echter Klassiker, aber auch Löwenzahn, Ackerschachtelhalm, Birkenblätter und Hagebuttenfrüchte erweisen sich als wirksam und unterstützend.

Mischen Sie 20 g Löwenzahnwurzel- und -kraut, 20 g Brennnesselblätter, 10 g Achterschachtelhalm und jeweils 5 g Birkenblätter sowie Hagebuttenfrüchte zu einer Teemischung. Überbrühen Sie 2 TL der Mischung mit 250 Milliliter und lassen Sie sie circa 10 Minuten ziehen. Sie können über den Tag verteilt 1–3 Tassen trinken.

Das A und O: gesunde Ernährung!

Dass bei der Therapie und Prävention von Krankheiten die Ernährung eine zentrale Rolle spielt, ist vollkommen klar. Die besten Anwendungen nützen nichts oder nur sehr wenig, wenn sich ein Mensch unausgewogen ernährt und beispielsweise überwiegend Fastfood konsumiert, einen sehr hohen Fleisch- und Wurstverzehr hat und/oder sehr viel Süßes zu sich nimmt. Leider ist dies bei vielen Menschen jedoch an der Tagesordnung, und so futtern sie sich zahlreiche Erkrankungen, vor allem die des metabolischen Syndroms – Fettstoffwechselstörungen, Bluthochdruck, Diabetes mellitus und ganz besonders Übergewicht –, regelrecht an. Zu viele Pfunde auf die Waage zu bringen ist zu einer Massenepidemie geworden und betrifft auch schon Kinder in starkem Maße.

»Eure Lebensmittel sollen eure Heilmittel sein.« Mit diesen weisen Worten betonte schon Hippokrates, wie wichtig die Säule der Ernährung beim Thema Gesundheit und bei der Genesung von Krankheit ist. Auch in den großen Gesundheitslehren der ganzen Welt, seien es die Traditionelle Chinesische Medizin, die indische Ayurveda-Lehre oder die Lehren von Hildegard von Bingen und Pfarrer Kneipp, nimmt die Ernährungstherapie einen zentralen Stellenwert ein.

Doch wie ernähren Sie sich gesund?

Grundsätzlich gilt, dass die tägliche Kost möglichst naturbelassen ist und weitgehend aus biologischem Anbau sowie aus artgerechter Tierhaltung stammt. Gemüse und Obst sollten möglichst saisonal verzehrt werden, also beispielsweise keine Erdbeeren im Winter. Auch heimischen Produkten sollte der Vorzug gegeben werden, was bei einigen Lebensmitteln natürlich nicht zu bewerkstelligen ist, etwa bei Ananas, Orangen oder Zitronen, Kaffee, Kakao oder Grüntee. Äpfel, Birnen und viele andere heimische Obstsorten müssen hingegen nicht aus Südafrika oder Israel kommen, was nicht nur hohe Transportkosten mit sich bringt, sondern die Umwelt stark belastet.

Ihr idealer Ernährungsfahrplan

Trinken Sie pro Tag ungefähr zweieinhalb Liter. Mineralwasser und Kräutertees eignen sich dafür am besten. Kaffee, schwarzer Tee und alkoholische Getränke sollten dagegen nur in Maßen konsumiert werden.

Die Zusammensetzung Ihrer Nahrung ist ausschlaggebend. Sie sollte aus einer ausgewogenen Mischung aus kohlenhydrathaltigen, eiweißhaltigen und fetthaltigen Lebensmitteln bestehen. Frisches Obst und Gemüse sind ein absolutes Muss und sollten die Basis der täglichen Ernährung bilden.

Besonders wertvolle Fette bieten Nüsse, Mandeln, Oliven, Fisch, Pflanzensamen und kaltgepresste Pflanzenöle. Die ungesättigten Fettsäuren mit pflanzlichem Ursprung sind gesund, weil sie sich – anders als die gesättigten, tierischen Fette – nicht in den Blutgefäßen ablagern. Achten Sie deshalb darauf, dass Sie Ihren Fettbedarf vor allem durch Pflanzenfette decken.

15–20 Prozent der Nahrung sollten laut der Gesellschaft für Ernährung (DGE) aus Eiweißen bestehen. Laut neueren Ernährungsempfehlungen wie etwa der LOGI-Ernährung dürfen es sogar 20–30 Prozent sein (siehe LOGI-Pyramide). Auch das Protein gibt es sowohl als tierisches – Fleisch, Fisch, Eier, Milch – oder pflanzliches Eiweiß – Sojabohnen, Kartoffeln, Weizenkeime, Erbsen, Linsen. Durch diese prozentuale Aufteilung ist im Prinzip schon festgelegt, wie eine vollwertige, darmgesunde Ernährung aussehen soll.

Wenn Sie dementsprechend Ihren Ernährungsplan zusammengestellt haben, gibt es aber auch bei der Zubereitung der Speisen einige Regeln zu beachten. Wer zum Beispiel meint, dass er ganz besonders gesund lebt, weil er fast nur noch Rohkost zu sich nimmt, liegt nicht ganz richtig. Denn wenn dem Darm fast ausschließlich faserreiche Rohkost angeboten wird, kann das bei empfindlichen Menschen eine Überlastung herbeiführen.

Zudem entstehen bei der Vergärung dieser Stoffe besonders viele Gase, die zu Blähungen führen können. Das bedeutet jedoch nicht, dass man auf Rohkost verzichten sollte. Ausschlaggebend ist der Zeitpunkt, an dem man sie verzehrt. Morgens und mittags verträgt der Körper diese Nahrungsmittel nämlich meist ohne Probleme und verdaut sie schnell. Abends sollte man auf zu viel Rohkost jedoch verzichten. Denn sie kann dann über Nacht zu lange, ohne richtig weiter verarbeitet zu werden, in den Verdauungsorganen verweilen. Durch diesen zu langen Aufenthalts bilden sich dann bekanntlich vermehrt Gase.

Bei der Zubereitung der Speisen sollten Sie langes Kochen vermeiden, damit nicht zu viele wertvolle Inhaltstoffe zerstört werden. Achten Sie – wie schon erwähnt – beim Einkauf darauf, dass die Nahrungsmittel wenn möglich aus kontrolliertem Anbau oder kontrollierter Aufzucht stammen. Damit vermeiden Sie eine zusätzliche Belastung Ihrer Verdauungsorgane durch Toxine, die etwa über Pestizidrückstände in den Darm gelangen. Verwenden Sie am besten immer frische Nahrungsmittel, keine Fertig- oder Halbfertigprodukte, weil diese meistens Konservierungsstoffe enthalten. Das kann schon bei fertigen Gewürzmischungen der Fall sein.

Nehmen Sie jede Mahlzeit in Ruhe und nicht unter Stress ein. Wie Sie inzwischen wissen, ist alles, was in Ihrem Körper Stress produziert, auch sehr negativ für Ihre Muskeln, Nerven und Gefäße und damit für Ihren Nacken. Richten Sie Ihr Denken darauf, dass Sie mit dem Essen etwas Gesundes für Ihren Körper tun. Nehmen Sie sich Zeit dafür. Schlingen Sie keine großen Happen hinunter, sondern kauen Sie kleine Bissen ausreichend lange. Mit ausreichend lange ist gemeint, dass jeder Bissen ungefähr zwanzigmal gekaut werden sollte. Was Ihnen jetzt vielleicht unvorstellbar langweilig erscheint, haben Sie sicher nach einer kurzen Umgewöhnungszeit schon ganz verinnerlicht.

Denken Sie beim Kauen darüber nach, was Sie gerade essen, versuchen Sie mit der Zunge alle Geschmacksaspekte in diesem Nahrungsmittel festzustellen. Fällt Ihnen dabei auf, dass wir inzwischen fast verlernt haben, alle Nuancen dessen, was wir gerade verzehren, auch zu genießen? Nicht umsonst spricht eine Redewendung davon, sich etwas »auf der Zunge zergehen« zu lassen. Lernen Sie also, Essen wieder richtig zu genießen. Der gesundheitliche Aspekt dieses ausführlichen Kauens liegt darin, dass durch den Speichel und die Zerkleinerung der Verdauungsprozess schon im Mund beginnen kann. Das bedeutet, Magen und Darm haben weniger belastende Arbeit vor sich, da sie ideal aufbereitete Nahrung geboten bekommen. Günstiger Nebeneffekt: Je länger wir kauen, desto schneller stellt sich ein Sättigungsgefühl ein – und das wirkt sich mit der Zeit auch positiv auf das Gewicht aus.

Kostform mit niedrigem glykämischen Index und Ernährung nach der klassischen Ernährungspyramide

Die klassische Ernährungspyramide sieht mit 55 Prozent einen überwiegenden Kohlenhydrat-Anteil in der täglichen Kost vor. Bei der LOGI-Ernährungsweise ist dieser Anteil zugunsten des Protein- und Fettanteils verschoben. LOGI ist die

Abkürzung für Low Glycamic Index. Zu welcher Art der Ernährung Sie tendieren, können Sie am besten herausfinden, indem Sie beide Methoden ausprobieren und dann für sich feststellen, welche Ihnen guttut.

Je weniger wir uns bewegen und je mehr wir sitzen, vor dem Computer, dem Fernseher, im Büro und zu Hause, desto weniger Kohlenhydrate benötigen wir. Im Sitzen verbraucht man natürlich viel weniger Energie als bei viel Bewegung an frischer Luft. Eine kohlenhydratreiche Kost kann deshalb langfristig zu Übergewicht und Krankheiten des metabolischen Syndroms führen: Diabetes mellitus, Fettstoffwechselstörungen und Bluthochdruck. Der bekannte Ernäh-

Die klassische Ernährungspyramide

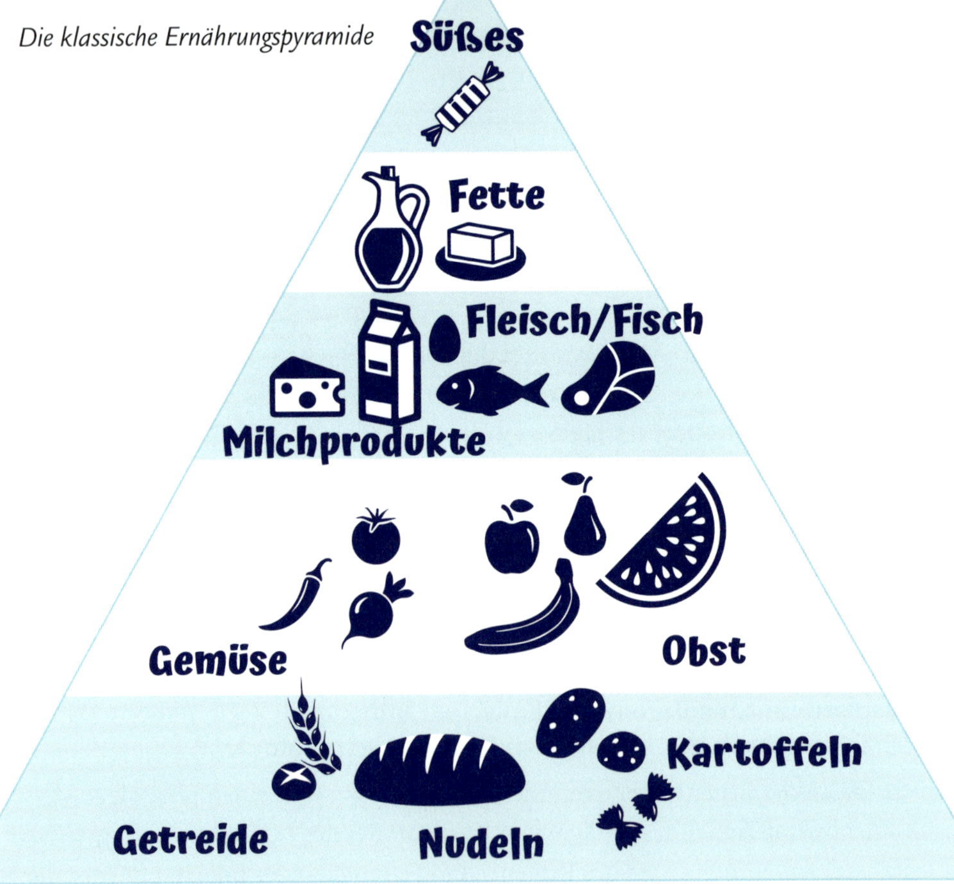

Die FlexiCarb-Ernährungspyramide
Süßwaren
Weißmehlprodukte
Vollkornbrot,
Kartoffeln, Nudeln
Reis
Fleisch, Fisch, Eier, Nüsse
Milchprodukte
Obst, Gemüse, etwas Raps-
oder Olivenöl

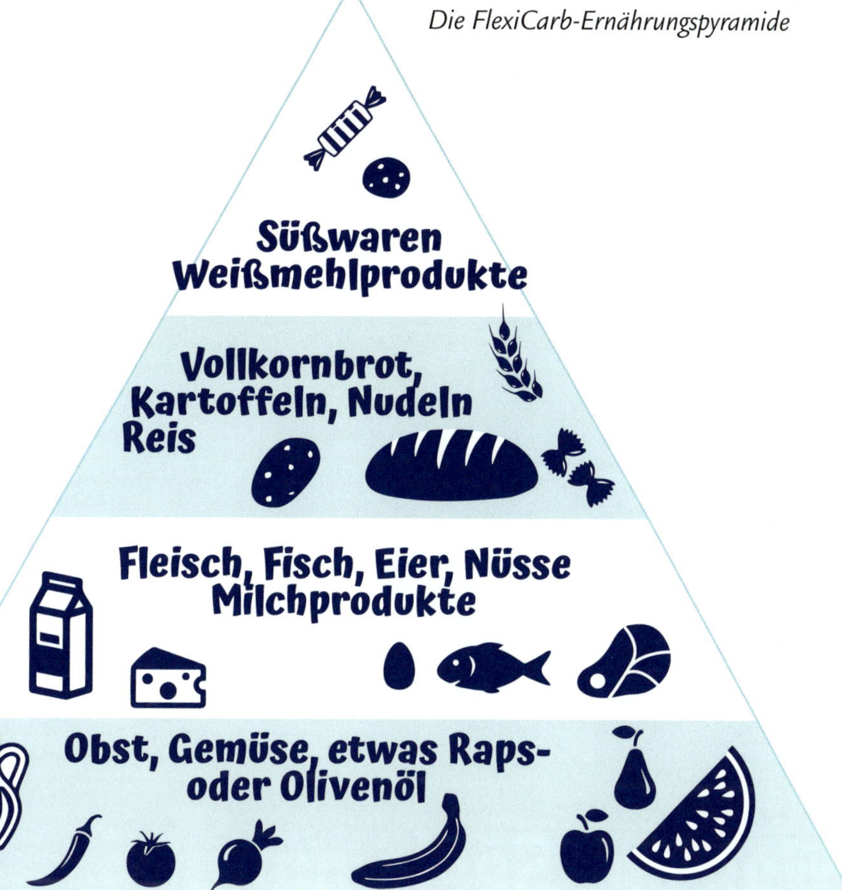

rungswissenschaftler Nicolai Worm hat deshalb mit FlexiCarb eine Ernährungsmethode entwickelt, bei der die Kohlenhydratzufuhr an unseren Bewegungslevel angepasst ist. Die Ernährungspyramide von FlexiCarb stellt in anschaulicher Weise dar, wie viel von welchen Lebensmitteln gegessen werden darf. Im Unterschied zu klassischen Ernährungspyramide befinden sich kohlenhydratreiche Lebensmittel wie Brot und Nudeln im oberen Bereich der Pyramide und nicht an deren Basis.

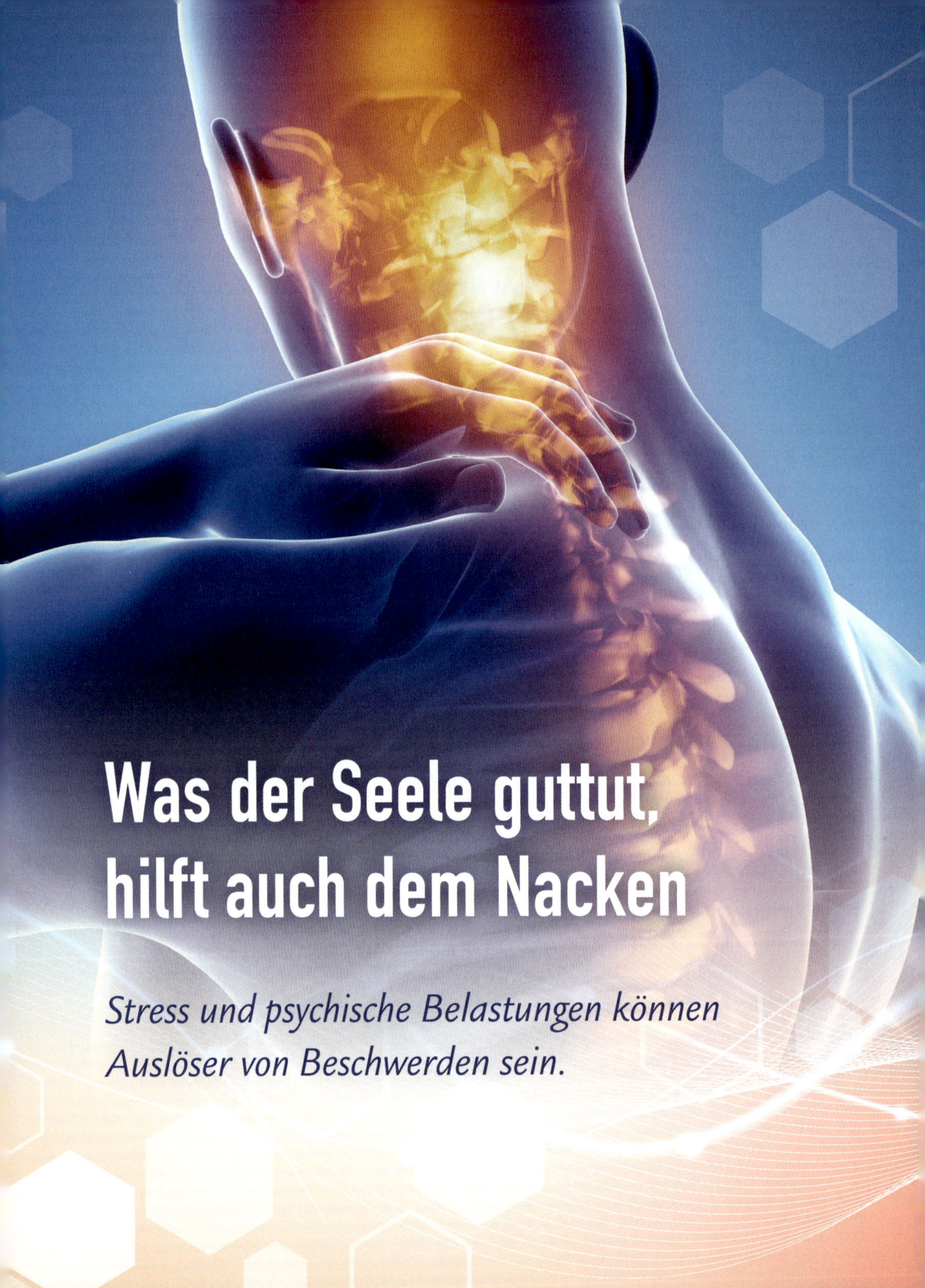

Was der Seele guttut, hilft auch dem Nacken

Stress und psychische Belastungen können Auslöser von Beschwerden sein.

Der Nacken ist der Übergang vom Kopf zum Körper und einer der sensibelsten Stellen überhaupt. Auch seelische Vorgänge schlagen sich auf diese Region nieder – im Positiven wie im Negativen. Deshalb ist es von großer Wichtigkeit, seiner Seele Aufmerksamkeit zu schenken, sie liebevoll zu nähren und zu schützen. Was dabei besonders gut hilft, erfahren Sie in diesem Kapitel.

Jeder von uns kennt diese ganz elementaren Gefühle von Angst, Unsicherheit, Furcht, Bedrohung und diesen Instinkt, vor einer drohenden Gefahr flüchten zu müssen beziehungsweise sich deswegen klein und quasi unsichtbar zu machen. Es sind archetypische Gefühle, die seit Menschengedenken tief in den innersten Schichten unseres Gehirn verankert sind und uns evolutionsbiologisch begleiten, seit wir überhaupt existieren. Denn wie alle Lebewesen waren und sind wir großen Gefahren ausgesetzt: Jemand verfolgt uns, macht Jagd auf uns, trachtet uns nach dem Leben und will uns »an die Gurgel«. Der einzige Unterschied zu unserem Leben als Steinzeitmenschen, in dem uns wilde Tiere als Beute sahen, und heute ist, dass die Prozesse mittlerweile subtiler ablaufen und wir anderen Angriffen ausgesetzt sind als damals.

Natürlich müssen wir nicht mehr den Bären oder Tiger fürchten, nicht mehr Ängste haben, auf der Jagd oder auch nur beim Beerensammeln umgebracht zu werden. Was uns heute vielmehr zusetzt und uns auf psychosomatischer Ebene schwer treffen kann, sind ganz andere Gefahren: Es ist der ständig nörgelnde Chef, dem man nichts recht machen kann, die eifersüchtige Kollegin, die keinen Mobbingversuch auslässt, um selbst an eine ersehnte Position zu kommen, der rachsüchtige Ex-Partner, der es nicht erträgt, verlassen worden zu sein, und mit allerlei Schikanen aufwartet.

Aber auch weitaus banalere Dinge können diese Ängste, diese unbewussten Flucht- und Sich-klein-machen-Phänomene hervorrufen: Da ist beispielsweise der ständige Überlebenskampf einer alleinerziehenden Mutter, jeden Tag die Kinder zu versorgen, den Lebensunterhalt zu bestreiten, den Haushalt zu schmeißen und auch noch den Anforderungen eines beruflichen und sozialen Umfeldes gerecht zu werden. Da besteht vielleicht die Sorge, finanziell nicht über die Runden zu kommen, chronischer Schlafmangel, die Befürchtung, in der Gesellschaft seinen Platz nicht zu finden.

Was passiert auf körperlicher Ebene bei derartigen Belastungen, Überlastungen, Ängsten und Konflikten? Sie erkennen es: All das schlägt sich auf unser empfindliches Genick nieder! Es finden ganz unbewusste, fast reflexartige Reaktionen statt: Wir machen uns im wahrsten Sinne des Wortes klein und ziehen den Kopf ein, um uns vor äußeren Angriffen zu schützen, die auch in Form von verbalen Zurechtweisungen, Vorwürfen und Kritik erfolgen können. Viele Menschen senken nicht nur den Kopf und blicken beständig zu Boden, sondern sie ziehen gleichzeitig auch die Schultern hoch, vor allem dann, wenn sie ängstlich oder unsicher sind und es ihnen an Selbstvertrauen mangelt.

Eine solche Haltung hat auf körperlicher Ebene eine Muskelsteifigkeit zur Folge. Aber sie offenbart auch einen Hilferuf der Seele, die möglicherweise mit einem psychischen Druck nicht mehr fertig wird. Menschen, die derart belastet sind, stehen unter großer Anspannung, glauben vielfach, ihren Aufgaben nicht mehr gewachsen, ja sogar vollkommen überfordert zu sein. Sie haben das Gefühl, eine zu große Last liege auf ihren (schmerzenden) Schultern, eine Faust säße ihnen im Nacken oder alles wachse ihnen über den Kopf.

Akute Probleme und Krisen wirken als zusätzliche Stressoren und verstärken die Beschwerden. Der Verlust des Arbeitsplatzes, eine Trennung vom Partner oder finanzielle Einbrüche beispielsweise sind Schicksalsschläge und zugleich »Nackenschläge«, die einen Menschen vollkommen beugen können. Dann ist meist nicht nur die Region der Halswirbelsäule betroffen, sondern die gesamte Wirbelsäule wird in Mitleidenschaft gezogen.

Wer in schwierigen Zeiten, in denen einem der raue Wind des Lebens ins Gesicht bläst, nicht standhalten kann und sich den Problemen nicht stellt, zeigt nach allgemeiner Auffassung »kein Rückgrat«. Auf der symbolischen Ebene heißt das, nicht genügend Mut, Durchhaltevermögen und Durchsetzungsvermögen zu besitzen. »Rückgrat haben« bedeutet dagegen, das Schicksal anzunehmen, sich den Schwierigkeiten zu stellen, sie zu meistern und dabei aufrecht und entschlossen zu sein. Wie Sie diese Entschlossenheit für sich ganz persönlich umsetzen können, sich nicht von den Nackenschlägen beugen lassen und aus einer Ihnen tief innewohnenden Urkraft die Probleme des Lebens lösen und die Herausforderungen meistern können, lesen Sie auf den nächsten Seiten. Ein wichtiges Fachwort wird Sie dabei begleiten: Resilienz.

Innere Kraft und Stärke durch Resilienz

Es gibt Menschen, die schwere Schicksalsschläge und Krisen unbeschadet überstehen und sogar noch an ihnen wachsen. Menschen, die geliebte Angehörige verloren haben, eine lebensbedrohliche Erkrankung durchleiden mussten oder Opfer eines schweren Unfalls oder einer Naturkatastrophe wurden. Andere wiederum zerbrechen an weitaus geringeren Ereignissen, entwickeln Depressionen, Sucht- oder Angsterkrankungen.

Was unterscheidet diese beiden Gruppen voneinander?

Die Menschen, die sich von großen Lebenskrisen nicht niederdrücken lassen, verfügen über ein hohes Maß an Resilienz. Der Begriff leitet sich von dem italienischen Wort *resilire* ab, was so viel wie »zurückspringen« oder »abprallen« bedeutet. Mit Resilienz ist also die psychische Widerstandsfähigkeit gemeint, mit der Menschen Krisen meistern und sie sogar als Chance für ihre Weiterentwicklung begreifen. Intuitiv wissen sie, dass man auf der Schattenseite des Lebens sehr viel mehr lernt als auf der Sonnenseite, dass Prüfungen wie der Tod einer nahestehenden Person oder eine schwere Krebserkrankung zum Leben dazugehören können und dass es sie zu akzeptieren gilt. Hier sind wir schon bei der ersten Fähigkeit, die zusammen mit anderen psychischen Widerstandskräften resilienten Menschen als unsichtbares Schutzschild dient:

Akzeptanz: Die Fähigkeit, die Geschehnisse anzunehmen und nicht mit dem Schicksal zu hadern, bildet eine wichtige Grundlage für seelische Stärke und für die Möglichkeit, trotz aller Härten einen gewissen Gleichmut zu bewahren.

Zuversicht: Auch die Fähigkeit, neben allem Leid, allem Schmerz und aller Qual der auferlegten Prüfungen, dem Leben etwas Positives abzugewinnen und optimistisch in die Zukunft zu blicken, zeichnet resiliente Menschen aus.

Selbstwertgefühl und Selbstverantwortung: Menschen mit guter Resilienz haben einen positiven Blick auf sich selbst und können ihre Stärken und Talente erkennen. Sie nehmen daher weder eine Opferrolle ein, noch geben sie jegliche Verantwortung ab, sondern sie behalten selbst das Ruder in der Hand, um das eigene Leben zu lenken und zu gestalten.

Vorstellungskraft und Kreativität: Hierbei helfen Fantasie und Gestaltungskraft ungemein, um kreative Lösungen zu erarbeiten und dem Leben interessan-

Achtsamkeit
Selbstverantwortung
Kontaktfähigkeit
Zuversicht
förderliches soziales Umfeld
Abkopplung von Leistungsdruck
Resilienz
Selbstwertgefühl
Kontrollüberzeugung
tragfähige Sinnkonzepte
Selbstwirksamkeits-erwartung
Akzeptanz
bewusste Gedankenlenkung
Vorstellungskraft und Kreativität

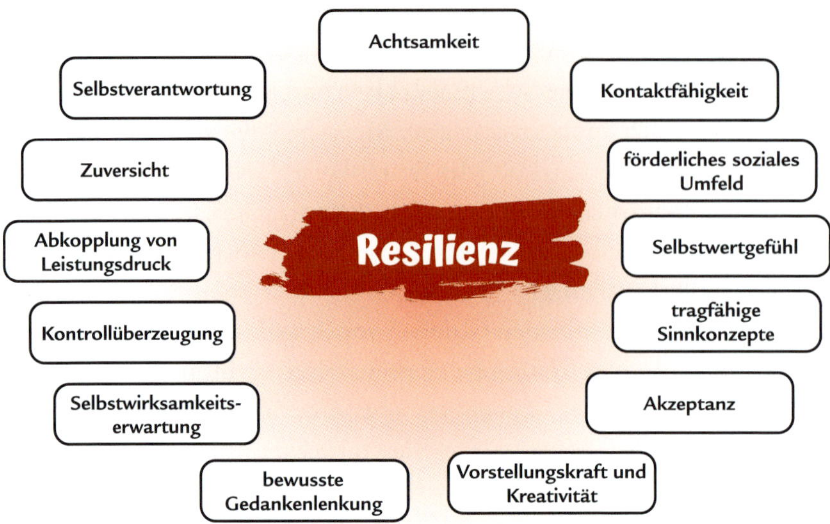

Eigenschaften, deren Erwerb die Resilienz stärken

te neue Wendungen zu geben. Statt gegen den Strom zu rudern, begeben sich resiliente Menschen in den Fluss des Lebens und lassen sich von ihm tragen.

Achtsamkeit: Neben anderen positiven Einflüssen wie etwa einem guten sozialen Umfeld und dem Eingebettetsein in harmonische Familien- und Freundesstrukturen spielt die Achtsamkeit eine ganz tragende Rolle bei der Fähigkeit zur Resilienz. Achtsamkeit ist eine Qualität des menschlichen Bewusstseins, eine besondere Form von Aufmerksamkeit.

Achtsamkeit – den Augenblick genießen

»Wenn ich stehe, dann stehe ich; wenn ich gehe, dann gehe ich; wenn ich sitze, dann sitze ich; wenn ich esse, dann esse ich; wenn ich liebe, dann liebe ich …« Dieser mittlerweile fast schon berühmte Satz entstammt einer Geschichte – vermutlich aus China – über einen weisen Mann, der immer glücklich, zufrieden und ausgeglichen war.

Verständnislos riefen die Leute: »Aber das machen wir doch auch!«

»Nein«, erwiderte er, »wenn ihr sitzt, dann steht ihr schon, wenn ihr steht, dann lauft ihr schon, wenn ihr lauft, dann seid ihr schon am Ziel.«

Der Mann hat recht. In unserer hektischen Medien- und Kommunikationsgesellschaft geht es uns mehr oder weniger allen so. Wir wachen morgens auf, und schon überfluten uns jede Menge Fragen und Sorgen über den bevorstehenden Tag. Sie nehmen unseren Geist in Besitz, lenken unsere Aufmerksamkeit vom Duschen, Zähneputzen und Frühstücken ab. Wir sitzen im Auto auf der Fahrt zur Arbeit und führen an jeder roten Ampel rasch ein Telefonat, um Termine abzustimmen oder die Aufgaben des Tages zu koordinieren. Wir eilen ins Büro, ohne einen Blick für die Menschen und Dinge unseres Umfelds, mit nur flüchtigem Gruß für unsere Kollegen. Unsere Gedanken sind schon lange vorausgeeilt zu den Akten, die sich auf dem Schreibtisch stapeln, zum Gespräch mit dem Chef. Das Sandwich zum Mittag verdrücken wir fast nebenbei, während wir unsere E-Mails checken, den Kurzspaziergang verbinden wir mit einer dringenden Erledigung oder einem Einkauf im Supermarkt. Wieder zu Hause hören wir nur mit halbem Ohr, was die Kids aus Kindergarten und Schule zu berichten haben, während wir die Post sortieren oder den Tisch fürs Abendessen decken. Beim Abendbrot läuft bereits der Fernseher mit den Nachrichten des Tages, die wir nur am Rande mitbekommen. Während wir mit dem Hund eine Runde um den Block gehen, erledigen wir noch rasch ein Telefonat, um uns nach dem Befinden einer erkrankten Freundin zu erkundigen und ihr gute Besserung zu wünschen. Und dann gehen wir ins Bett. Doch im Kopf kreisen schon wieder die Gedanken an den nächsten Tag. Und da fragen wir uns, warum wir nicht abschalten können und keine Ruhe finden?

Wen wundert es da noch, dass wir früher oder später an und in allen Systemen erkranken, sogar so sehr, dass wir es erst merken, wenn es oft schon zu spät ist. Unsere Wahrnehmung ist nur mehr nach außen gerichtet und nicht auf uns selbst, auf unsere Seele. Das Ziel, den richtigen Platz in dieser Welt einzunehmen und erfüllen zu können, rückt so leider in den Hintergrund.

Was uns fehlt und was wir zunehmend zu verlernen scheinen, ist das Leben im Hier und Jetzt, die Achtsamkeit für unser Sein und Tun im Augenblick. Wen wundert's! Schließlich lernen ja schon die Jüngsten, dass »Multitasking« – die

Fähigkeit also, mehrere Dinge gleichzeitig zu tun – in unserer auf Schnelligkeit ausgerichteten Gesellschaft unabdingbar ist. Genauso wie das ständige Verplantsein und Hetzen von Termin zu Termin, weil nur diese Verhaltensmuster Erfolg und Anerkennung versprechen.

Doch ist dem wirklich so? Und ermöglicht all dies auch Gesundheit, Wohlbefinden, Glück und Zufriedenheit? In wessen Gesellschaft fühlen Sie sich wohler? Ist es der »in sich ruhende«, etwas langsam wirkende und ausgeglichene Typ am Wegesrand oder der hektische, perfektionistische und fordernde Mensch vor Ihnen? Die Antwort scheint sich zu erübrigen, und doch breiten sich Krankheiten wie Depressionen oder Erschöpfungssyndrome immer weiter aus, macht der Stress uns allen mehr denn je zu schaffen.

Viele Menschen asiatischer Kulturen scheinen uns Bürgern westlicher Industrienationen in puncto Gelassenheit und Gegenwärtigkeit weit überlegen. Offensichtlich sind sie nicht so sehr der Vergangenheit verhaftet, hadern weniger mit ihrem Schicksal, zermartern sich nicht mit der nutzlosen Gedankenspirale »wäre – hätte – könnte« das Gehirn. Denn dadurch würden sie den Moment zerstören, der gerade ist. Sich dauernd in die Zukunft zu träumen oder in der Vergangenheit zu schwelgen verhindert nur eines: Sie verpassen das einzig Wichtige – genau diesen Moment. Und eben deshalb beschäftigen sich diese Menschen auch nicht beständig mit der Zukunft, den Überlegungen zu einem neuen Job, einer neuen Beziehung, einem bevorstehenden Umzug, einem geplanten Urlaub. Stattdessen leben sie mit Gleichmut ihren Alltag, ohne groß zu hinterfragen, in Zweifel zu ziehen, sich Sorgen zu machen, an das Morgen zu denken – und das, obwohl es vielen von ihnen, materiell gesehen, mit Sicherheit viel schlechter geht als uns.

Diese besondere Lebenseinstellung des Gleichmuts und der gelassenen Aufmerksamkeit für die Gegenwart haben asiatische Kulturen ihrer religiös-philosophischen Tradition und hier vor allem dem Zen-Buddhismus zu verdanken. Im Zentrum dieser etwa im fünften Jahrhundert in China entstandenen und durch Mönche verbreiteten Lehre steht die Achtsamkeit. Zen bezeichnet die Sammlung des Geistes und eine tiefe Versunkenheit, in der sich unsere gesamten Anschauungen, Bewertungen, Einstellungen auflösen – in einer großen, mystischen Erfahrung, die vollkommen zufrieden, friedlich, erwartungslos, einig und einverstanden mit dem Moment sein lässt.

Eine auf westliche Verhältnisse zugeschnittene Methode ist MBSR. Die vier Großbuchstaben stehen für die englischen Worte: Mindfulness-Based Stress Reduction. Im Deutschen heißt das so viel wie: Achtsamkeitsbasierte Stressreduktion.

Entwickelt wurde diese Meditationsform durch Jon Kabat-Zinn, dem Gründer der Stressreduktionsklinik an der University of Massachusetts Medical School. MBSR wird in den USA mittlerweile an über 240 Kliniken und Gesundheitszentren durchgeführt und erfreut sich auch bei uns zunehmender Beliebtheit. Kabat-Zinn ließ sich für diese Art der Achtsamkeitsmeditation durch eigene Erfahrungen mit Hatha-Yoga sowie mit buddhistischen Übungen inspirieren. Ausgangspunkt war seine Erkenntnis, dass die westliche Schulmedizin stressbedingte Krankheiten und Beschwerden nur sehr bedingt zu heilen vermag und dass – ohne eine grundlegende Änderung der alltäglichen Lebenseinstellung – die Patienten daher immer wieder Probleme haben würden.

MBSR – im Hier und Jetzt verweilen

Im Wesentlichen geht es bei MBSR darum, ganz bewusst und aufmerksam im Alltag zu sein, und zwar in den großen und den kleinen Dingen des Lebens: beim Arbeiten, beim Einkaufen, im Gespräch mit dem Nachbarn, während einer sportlichen Übung, der Betrachtung einer Landschaft, dem Hören von Musik, beim Spiel mit seinem Kind, in der zärtlichen Umarmung mit seiner oder seinem Liebsten.

Jon Kabat-Zinn erklärt zu MBSR: »In der Achtsamkeitsmeditation macht man anfangs Gebrauch von der eingerichteten Aufmerksamkeit, um Ruhe und Beständigkeit zu kultivieren. Wenn Gedanken und Gefühle entstehen, ignoriert man sie nicht, noch unterdrückt man sie, noch analysiert oder beurteilt man ihren Inhalt. Stattdessen betrachtet man sie, bewusst und so gut man kann, ohne sie zu bewerten, wie sie von Moment zu Moment als Ereignisse im Feld des Gewahrseins entstehen.

Ironischerweise führt diese umfassende Wahrnehmung der Gedanken, die im Geist entstehen und vergehen, dazu, dass man sich weniger in ihnen verstrickt. Der Beobachter erhält einen tieferen Einblick in seine Reaktionsweisen auf alltägliche Begebenheiten und auf Schwierigkeiten. Indem die Gedanken und Gefühle aus einem gewissen Abstand heraus betrachtet werden, kann klarer erkannt werden, was tatsächlich im Geist abläuft.«[2]

Durch geleitete Übungen zur Selbstwahrnehmung, sanfte Körperübungen und weitere Meditationstechniken lernen die Teilnehmerinnen und Teilnehmer von MBSR-Kursen ihre Aufmerksamkeit bewusst auf den gegenwärtigen Moment zu lenken: ihre Atmung, körperlichen Empfindungen, Gefühlswahrnehmungen, Gedankenbilder. Vor allem lernen sie das Beobachten, ohne zu bewerten. Dies ist ein wichtiger Schlüssel zur Selbstakzeptanz und zur Akzeptanz dessen, was das Leben in der Gegenwart – also auch gerade im Moment – mit sich bringt. Auf diese Weise erfahren Achtsamkeitsmeditierende nach und nach einen deutlichen Perspektivenwechsel. Plötzlich ist nämlich nicht mehr der Vorgesetzte schuld an dem schlechten Betriebsklima und den ständigen Streitereien im Büro. Ich selbst bin aber auch nicht schuld. Es ist, wie es ist, ich muss nur umsichtig und klug mit der Situation umgehen. Ich kann nicht die Anderen verändern, wohl aber mich selbst. Die psychischen Prozesse, die unter der erhöhten Aufmerksamkeit und freiwilligen Kontrolle der eigenen Gedankeninhalte in Gang kommen, fördern das seelische und körperliche Wohlbefinden in hohem Maße. Die positiven Wirkungen des MBSR-Trainings auf Psyche und auch auf das Immunsystem, beispielsweise zur Verringerung von Angststörungen, Depressionen, Herz-Kreislaufkrankheiten und Infektanfälligkeit sind wissenschaftlich mittlerweile in mehreren Studien belegt.

»Abwaschen, um abzuwaschen«

In ihrem Buch *Meditation für Neugierige und Ungeduldige*[3] erzählen die Autoren folgende schöne Geschichte des berühmten vietnamesischen Zen-Meisters Thích Nhất Hạnh:

»Als junger Novize lebte ich vor einigen Jahrzehnten in der Tu Hieu-Pagode. Das Abwaschen war damals eine wenig angenehme Aufgabe. So etwas wie Spülmittel kannten wir nicht! Wir hatten nur Asche, Reishülsen und Schalen von Kokosnüssen. Eine schwere Aufgabe, besonders im Winter, wenn das Wasser eiskalt war! Heute gibt es Spülbürsten und fließend heißes Wasser, da fällt es nicht mehr schwer, mit Freude abzuwaschen. Wenn man abwäscht, sollte man nur abwaschen, das heißt, man sollte sich während des Abwaschens dessen ganz bewusst sein, dass man abwäscht.

Das kommt einem auf den ersten Blick vielleicht etwas albern vor. Weshalb einer so banalen Sache wie Geschirrspülen derart viel Aufmerksamkeit widmen? Doch das ist der springende Punkt: Dass ich hier stehe und diese Schale abwasche, ist die wunderbare Wirklichkeit. Ich bin ganz ich selbst, folge meinem Atem und bin mir meiner Präsenz, meiner Gedanken und Handlungen völlig bewusst.

Diese Bewusstheit verleiht mir innere Festigkeit und verhindert, dass mein Geist wie eine Flasche in den Wellen des Ozeans hin- und hergeworfen wird.«

Tipps für mehr Achtsamkeit im Alltag

Folgende Tipps der Autoren von *Meditation für Neugierige und Ungeduldige* lassen sich prima im Alltag umsetzen und werden Ihnen bestimmt sehr viel Spaß machen:

Es muss nichts Großartiges sein! Oft nützt ein kleiner Wechsel des Blickwinkels, um eine Situation neu und bewusster zu erleben. Sie können

- einen anderen Sinneskanal wählen, etwa die Augen schließen, um intensiver zu hören, riechen und zu schmecken,
- eine Tätigkeit ungewohnt umsetzen, etwa die Zähne mit der linken Hand putzen oder einen anderen Weg zur Arbeit nehmen,
- eine Aktivität verlangsamen, um detaillierter wahrzunehmen, was geschieht – zum Beispiel beim Gehen oder Essen.

Es muss keine besondere Situation sein. Wählen Sie am besten eine neutrale Umgebung, in der Sie sich nicht unwohl fühlen.

- Nutzen Sie kleine Wartezeiten, um Ihren Atem und Ihren Körper zu spüren: an der Supermarktkasse, an der Ampel, im Aufzug.
- Nehmen Sie sich kurze Pausen, etwa für eine kleine Nackenübung oder einen Spaziergang an der frischen Luft.

Es muss kein besonderer Ort sein. Am besten sind natürlich Gelegenheiten, bei denen Sie alleine sind, etwa

- im Auto,
- unter der Dusche,
- im Bad.

Entspannen und Stress abbauen

Jede Veränderung beginnt im Kopf. Dieser Satz lässt sich eigentlich leicht nachvollziehen, denn um sein Leben wirklich umkrempeln und alte, unliebsame Verhaltensmuster aufgeben zu wollen, muss man sich erst einmal über diese bewusst werden! Der zweite Schritt ist eine gute Portion Willenskraft, gepaart mit Selbstdisziplin und Ausdauer, die helfen, positive Veränderungen wirklich dauerhaft im eigenen Leben verankern zu können.

Aber warum in aller Welt ist das so schwer? Warum gelingt es nur so wenigen Menschen, eine vernünftige, ausgeglichene Lebensweise auf Dauer beizubehalten?

Einen wesentlichen Einfluss hat hier sicherlich unser westlicher Lebensstil, der sehr oft alles andere als harmonisch und ausgeglichen ist. Im Gegenteil: Unzählige Menschen fühlen sich um ihre seelische, geistige und körperliche Balance gebracht und leiden unter einem Problem, das sich mit Fug und Recht als ein Zeitgeist-Phänomen bezeichnen lässt, dem Stress.

Wissenschaftler unterscheiden zwischen zwei Formen von Stress: dem gesunden, leistungsfördernden Eustress, der uns anspornt und unsere Lebenskraft aktiviert, und dem krank machenden Distress. Diese negative Form von Stress entsteht vor allem durch ungesunde Lebensgewohnheiten mit Reizüberflutung, Hektik, wachsendem Konkurrenzdruck und der stetigen Jagd nach Mehr.

Stressforscher bezeichnen uns häufig als eine »Nonstop-Gesellschaft«, in der die Menschen ständig auf der Überholspur durchs Leben rasen, sich keine Ruhe, keine Pausen und keinen Ausgleich gönnen. Aber nicht nur permanente Überforderung versetzt den Organismus in einen krank machenden Stresszustand. Nach wissenschaftlichen Untersuchungen[4] führt auch andauernde Unterforderung zum Distress. Menschen, deren Leben von Eintönigkeit, Langeweile, mangelndem Ansporn und fehlenden Zielen geprägt ist, sind – so das Ergebnis verschiedener Studien – ebenfalls emotional gestresst und für Störungen anfällig.

Zurück zum natürlichen Rhythmus

Wichtig für innere Ausgeglichenheit, Gesundheit und Wohlbefinden ist also ein gewisses Gleichmaß in der Gestaltung des Alltags, eine Regulierung des natürlichen Rhythmus von Schlafen und Wachsein, Anspannung und Entspannung, Leistung und Ausruhen. Dieser naturgegebene Wechsel von Aktivität und Passivität unterliegt im Wesentlichen der Steuerung durch das vegetative Nervensystem, das sich gezielt durch das eigene Verhalten beeinflussen lässt, im Positiven wie im Negativen.

Von welch zentraler Bedeutung die Geist-Körper-Seele-Balance ist, war schon den alten Chinesen vor mehr als 4000 Jahren bekannt. In der Traditionellen Chinesischen Medizin (TCM) nämlich wird der Mensch – genauso wie in anderen fernöstlichen Heilmethoden, etwa der indischen Ayurveda-Lehre – stets als ganzheitliches Wesen betrachtet, dessen innere Harmonie dadurch gewährleistet ist, dass die Lebensenergie auf allen drei Ebenen, der psychischen, der mentalen und der körperlichen, ungestört fließen kann.

Achten Sie auf Ihre Gedanken

»Das Glück im Leben hängt von den guten Gedanken ab, die man hat.« Mit diesem weisen Satz aus seinen philosophischen Betrachtungen brachte der römische Kaiser Marc Aurel schon vor fast 2000 Jahren das auf den Punkt, was wir heute unter der Philosophie des Positiven Denkens verstehen. Hier geht es darum, sich seiner Gedankenmuster bewusst zu werden und sie in eine positive Richtung umzuprogrammieren.

Wer diese Fähigkeit gut beherrscht, profitiert erwiesenermaßen in allen Bereichen des Lebens. Positiv denkende Menschen erfreuen sich einer besseren Gesundheit, sind optimistischer, fröhlicher und ausgeglichener. Sie haben mehr Erfolg im Beruf und gestalten ihre Beziehungen zu anderen Menschen harmoni-

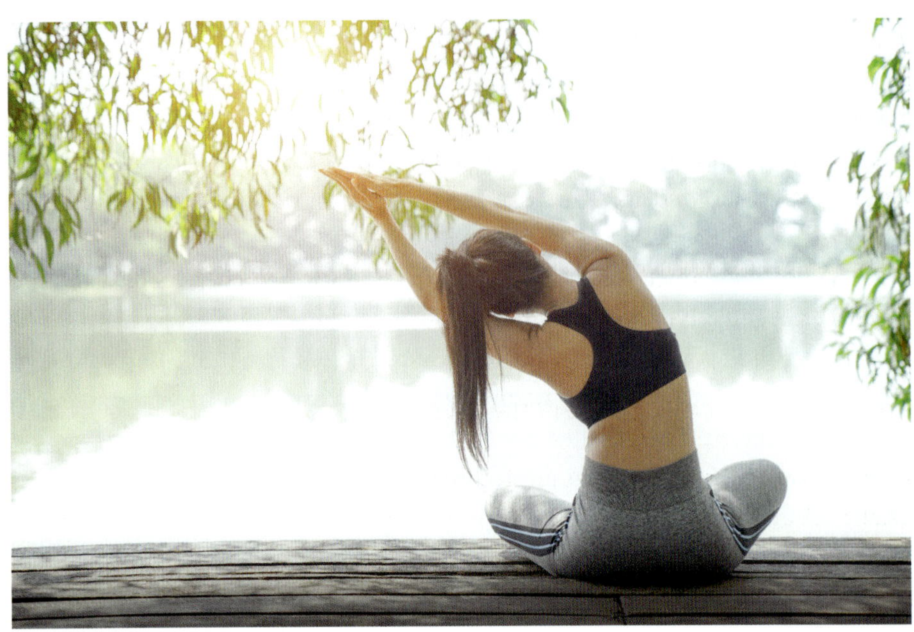

scher. Die Steuerung der Gedanken hin zum Guten ist also ein weiterer wichtiger Schritt zur Veränderung Ihres Bewusstseins und zur Erhaltung von Lebensqualität und Lebensfreude. Und nicht zuletzt verfügt ein positiv denkender und fühlender Mensch über ein höheres Maß an Resilienz, wie Sie bereits erfahren haben. In schwierigen Zeiten ist er viel besser gewappnet und kann sich seiner inneren Stärke sicher sein.

Lassen Sie die Seele baumeln

Schenken Sie Ihrer Psyche die Aufmerksamkeit, die sie verdient und bewahren Sie sie möglichst vor Stressfaktoren wie Überforderung, sorgenvollem Grübeln und unterdrückten Gefühlen. Nehmen Sie sich dafür regelmäßig Auszeiten vom Alltag.

Gute Techniken für die Harmonisierung von Körper, Geist und Seele als Gesamtheit sind beispielsweise Qigong und Tai-Chi. Diese Methoden werden zum Beispiel in Volkshochschulen gelehrt, aber auch in Zentren für unterschiedliche Yoga- und Entspannungs- sowie Konzentrationstechniken.

Strukturieren Sie Ihren Alltag

Sorgen Sie für einen geordneten Tagesrhythmus mit regelmäßigen Zeiten fürs Aufstehen, Essen und Zubettgehen. Erledigen Sie außerdem nicht mehrere Arbeiten auf einmal und legen Sie alle zwei Stunden – oder zumindest wenn ein Teil der Arbeit abgeschlossen ist – eine kleine Pause ein. Achten Sie auf ausreichend Schlaf. Während der Nachtruhe regeneriert Ihr Körper, erholt sich Ihre Seele und arbeitet viele Konflikte auf.

Entspannung als festes Ritual

Praktizieren Sie Ihre Entspannungstechnik wie zum Beispiel Autogenes Training (siehe Seite 84) immer zu einer bestimmten Tageszeit, in der Sie ganz für sich sein können und nicht gestört werden. Nach und nach wird Ihr Entspannungsritual zu einem festen Bestandteil Ihres Alltags werden, den Sie nicht mehr missen möchten. Auf diese Weise werden Sie auch schwierige Phasen Ihres Lebens mit stoischer Gelassenheit überstehen. Wichtig ist außerdem, dass Sie stets Geduld mit sich selbst haben! Die Natur ist ein idealer Ort, um körperlich, geistig und seelisch zur Ruhe zu kommen sowie Harmonie und Ausgleich zu finden. Hundehalter sind in der privilegierten Situation, mit ihrem Vierbeiner mehrmals am Tag eine Gassi-Runde zu drehen – und das bei jedem Wetter! Privilegiert ist das deshalb, da die Frauchen und Herrchen somit täglich ein festes Entspannungsritual haben, ohne Wenn und Aber. Es gibt keine Ausreden, und der sportliche Lauf oder der gemütliche Spaziergang mit Lotte oder Lumpi bringt jeden Tag Schwung ins Leben und macht auch noch Spaß! Ansonsten gilt nur noch die Regel: Es gibt kein schlechtes Wetter, sondern nur die falsche Kleidung …

Tipp

Tun Sie Ihrer Seele immer wieder Gutes, erfreuen Sie sich an schönen Dingen, hören Sie Ihre Lieblingsmusik, gehen Sie zum Tanzen oder lesen Sie ein gutes Buch.

Autogenes Training

Beim Autogenen Training lernen Sie, mithilfe festgelegter Formeln oder Sätze in einen Zustand tiefer Entspannung zu gelangen und so auch Schmerzen und Verspannungen in Kopf-Nacken-Schulterbereich zu lösen. Autogenes Training wird auch als Yoga des Westens bezeichnet.

Sie können das Autogene Training in folgenden drei Positionen durchführen:

- Im Liegen auf einer weichen, bequemen Unterlage.
- In der »Kutscherstellung«, das heißt sitzend mit locker herabhängenden Armen und Schultern.
- Im Sitzen mit aufrechtem Kopf und den Händen an der Brust auf der Höhe des Schlüsselbeines ruhend.

Schwereübung

Schließen Sie die Augen und sagen Sie sich gedanklich dreimal folgende sechs Grundformeln vor. Beginnen Sie mit Ihrer dominanten Hand, bei Rechtshändern also die rechte, bei Linkshändern die linke:

- Mein rechter Arm ist angenehm schwer.
- Mein linker Arm ist angenehm schwer.
- Mein rechtes Bein ist angenehm schwer.
- Mein linkes Bein ist angenehm schwer.
- Mein ganzer Körper ist angenehm schwer.

Zum Beenden der Übung führen Sie die »Zurücknahme« durch, um sich zu aktivieren:

- Spannen Sie die Armmuskulatur an.
- Beugen und strecken Sie die Arme etwa zehnmal kräftig mit geballten Fäusten.
- Machen Sie zwei bis drei tiefe Atemzüge.
- Öffnen Sie die Augen.
- Dehnen und strecken Sie Ihren Körper.

Wie Sie mit der Spiegelübung Ihr Selbstbewusstsein stärken

Mit dieser Übung lernen Sie aufrecht und selbstbewusst dazustehen.

Führen Sie die Übung genau jetzt aus! Nicht erst morgen oder in 10 Minuten, wenn Sie das Buch fertig gelesen haben, sondern jetzt!

Diese Übung ist praktisch und einfach. Sie können sie erst allein zu Hause üben und sie, wenn Sie sich sicher fühlen, immer, wenn Sie daran denken, umsetzen. Allerdings sollten Sie diese Übung jeden Morgen 30–60 Sekunden, bevor Sie Ihr Haus verlassen, machen.

Denken Sie dabei an nichts als an Ihre Atmung. Tief einatmen, 2 Sekunden Pause und doppelt so lange wieder ausatmen und wieder 2 Sekunden Pause. Und schon haben Sie Ihren perfekten Start in den Tag mit Ihrer ersten bewussten Übung zur Stärkung Ihres Selbstbewusstseins.

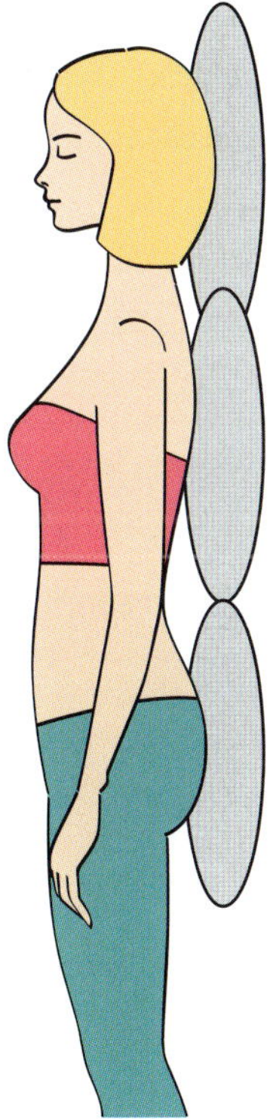

Jetzt aber zur Spiegelübung selbst:

Sie stellen sich ein paar Zentimeter entfernt vor eine Wand mit Blick zum Spiegel. (Falls Sie keine Wand mit einem Spiegel an der gegenüberliegenden Seite haben, dann geht es auch ohne Spiegel. Erst einmal sollten Sie Ihr Körpergefühl schulen und dann die visuelle Kontrolle einbauen. Natürlich ginge es auch gleichzeitig, das ist aber nicht nötig.)

Sie berühren mit der Hinterseite ihres Kopfes, den Schulterblättern und dem Gesäß die Wand. Sie ziehen Ihre Schultern nach hinten, sodass auch Ihre Oberarme ganz leicht die Wand berühren. Die Schultern bleiben dabei auf gleicher Höhe.

»Ich bin dann mal weg.« Die wichtigen Auszeiten für die Seele

Bezüglich Ihrer psychischen Verfassung sollten Sie sich in puncto »Umgang mit sich selbst« fortan an das Motto halten: In der Ruhe liegt die Kraft!

Machen Sie es wie die Schmetterlingsraupen, schützen und nähren Sie Ihre Seele in einem virtuellen Kokon, in dem Sie sich geborgen und aufgehoben fühlen. Die Coaching-Experten bezeichnen dieses als Cocooning.

Schaffen Sie sich Inseln der Ruhe und des Rückzugs. Orte, an denen Sie Ihrer Seele (Frei-)Raum geben können, kein Telefon permanent klingelt und niemand ständig etwas von Ihnen will.

Muten Sie sich weniger zu, setzen Sie sich weniger Ziele, dafür aber mehr Grenzen, die Sie vor der Vereinnahmung durch andere schützen. Grenzen, die Ihnen den Raum geben, um Ihre Ressourcen wieder aufzufüllen und neue Kraft zu tanken.

Eine ganz wichtige Frage heißt: Was brauche ich jetzt gerade? Spüren und hören Sie in sich hinein, denken Sie mehr über Ihre Befindlichkeit nach, und sprechen Sie ruhig auch aus, wie es Ihnen geht.

Wellness- und Entspannungsanwendungen sind genau das Richtige für Sie: Massagen, Aromabäder, Rundum-Wohlfühlprogramme für Körper und Seele. Lassen Sie es sich richtig gut gehen!

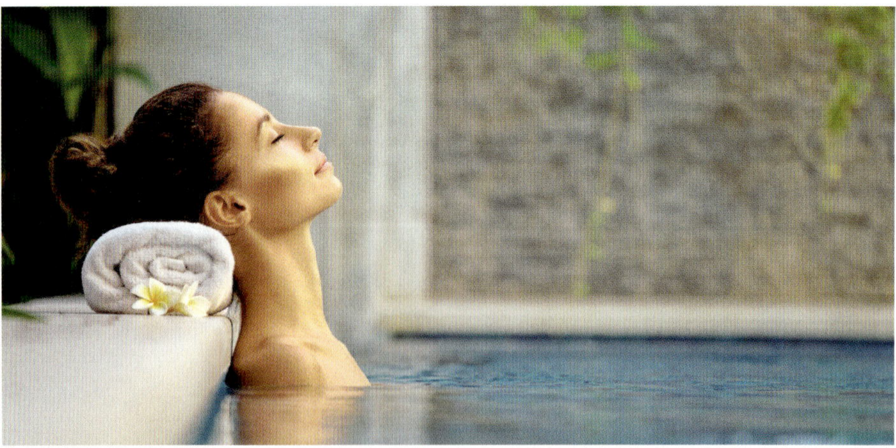

Cocooning

Cocooning ist der große Trend, auch bei jungen Leuten. Statt von einer Party zur nächsten zu hetzen, sich am Samstag in den Einkaufsrummel zu stürzen und auf Schnäppchenjagd zu gehen, statt jede Minute mit irgendwelchen Freizeitaktivitäten auszufüllen, sind Ruhe, Gemütlichkeit, Kuscheligkeit und Heimeligkeit angesagt.

Ein entspannter Brunch am Sonntagvormittag mit der Familie, ein schönes Candle-Light-Dinner mit Freunden, Basteln, Bauen und Spielen mit den Kids, ein wohliges Wannenbad mit wohlriechenden Badezusätzen: Alles ist geeignet, was den Druck von der Seele nimmt, die Konzentration auf schöne und harmonische Aktivitäten richtet und die Kontemplation fördert.

Ist die Seele entspannt, überträgt sich das direkt auf den Körper und die Muskeln. Loslassen ist das Geheimnis. Das gelingt nicht immer und auch nicht immer sofort. Die Anspannung und der Druck des Alltags wie auch ungelöste Probleme können sich tief in den Körper eingraben. Finden Sie heraus, was Ihnen guttut, und hat sich der Körper erst einmal entspannt, überträgt sich das auch auf den Umgang mit den persönlichen Herausforderungen.

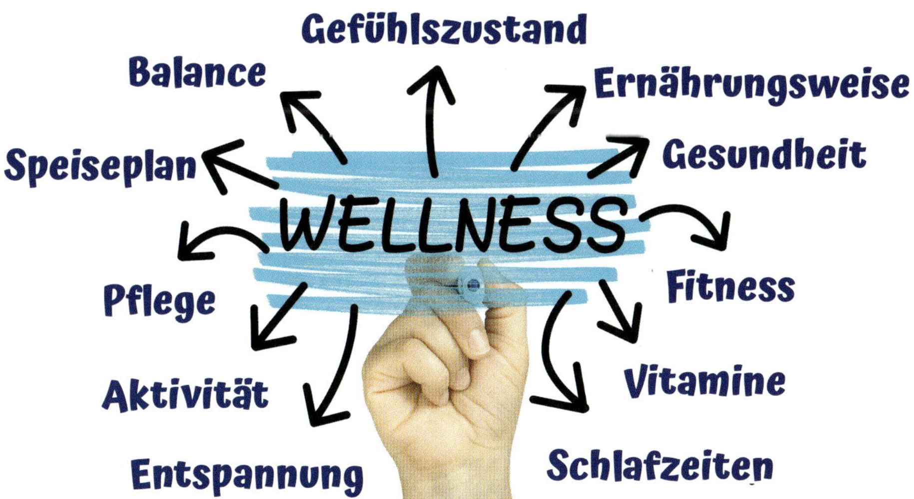

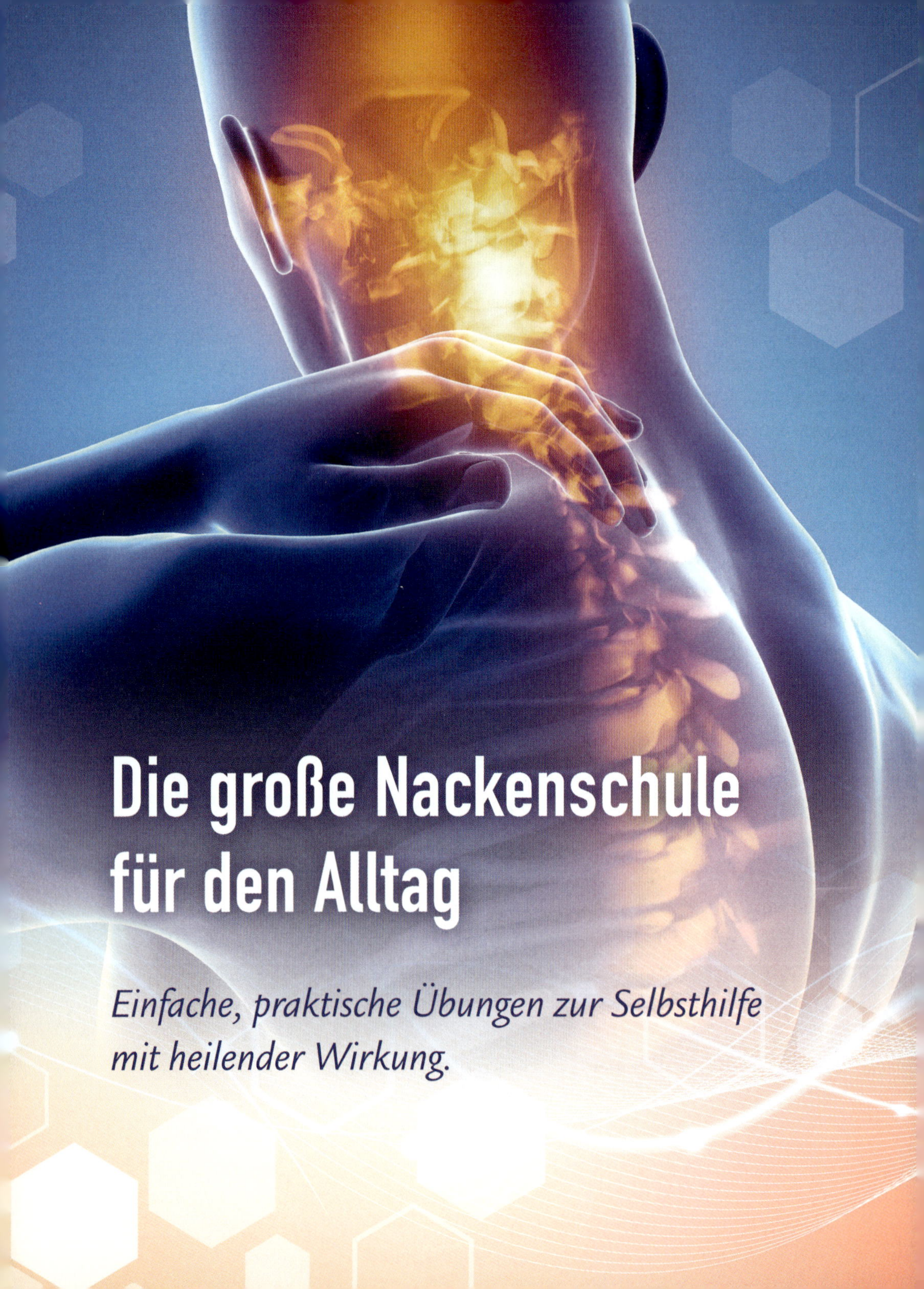
Die große Nackenschule
für den Alltag
Einfache, praktische Übungen zur Selbsthilfe
mit heilender Wirkung.

Im folgenden großen Praxisteil finden Sie viele praktische Übungen, die auf Basis physiotherapeutischer und osteopathischer Fachkenntnisse ausgearbeitet sind und die Sie spielerisch in Ihren Alltag integrieren können. Sie werden erleben, wie sich Kopf, Nacken und Schulter nach ein wenig Zeit des Übens viel beweglicher anfühlen, die Muskeln weicher und geschmeidiger werden.

Das Brügger-Konzept

Der Neurologe und Psychiater Dr. Alois Brügger (1920–2001) entwickelte ein ganzheitliches Konzept. Er stellte fest, dass zahlreiche Beschwerden des Bewegungsapparates (Kreuz-, Nacken-, Schulter- und Armschmerzen, ausstrahlende Schmerzen in die Beine, Abnutzungserscheinungen an den Gelenken) auf Fehlbelastungen von Wirbelsäule und Gelenken durch krumme Körperhaltung während des Alltags zurückzuführen sind. Fehlbelastungen führen zur Überbeanspruchung, vor allem der Muskeln und Gelenke. Bei der aufrechten Körperhaltung werden Knochen, Gelenke, Band- und Kapselapparat sowie Muskeln optimal, mit dem geringsten Aufwand beansprucht. Bei der krummen Körperhaltung kommt es kompensatorisch zur Kontraktion (Verkürzung) der Muskeln, die für eine aufrechte Körperhaltung sorgen. Reflektorische Verspannungen und Schmerzen folgen.

Somit haben viele Beschwerden im Bewegungsapparat ihre Ursachen nicht nur in Veränderungen an Gelenken oder der Wirbelsäule, wie wir sie auf dem Röntgenbild oder Computertomogramm sehen können. Beinahe immer spielen auch Funktionsstörungen eine große Rolle, die durch keine dieser Untersuchungen erkannt werden können.

Diese Funktionsstörungen lösen im Körper Schonprogramme aus, die Bewegungen verändern oder einschränken – oder zu Schmerzen führen. Erstaunlicherweise können die Beschwerden dabei weit entfernt von den Ursachen wahrgenommen werden, da sie als Schutz dienen – eine Warnung unseres Gehirns sozusagen.

So können bei bestimmten Bewegungen Rückenschmerzen auftreten, die durch überlastete Bauchmuskeln ausgelöst werden – oder Kniebeschwerden, hervorgerufen durch eine verkürzte Wadenmuskulatur. Dies gilt selbst dann, wenn das Röntgenbild Verschleiß an der Wirbelsäule oder im Kniegelenk wiedergibt. Folgerichtig erkennt man, dass ein Nackenschmerz nicht nur durch Nackenübungen oder Nackenmassage, Nackentherapie oder sogar Spritzen ausreichend behandelt werden kann, sondern dass der gesamte Körper in eine aufrechte Körperhaltung zu bringen ist, raus aus der Schonhaltung!

Ein gesundes Schuhwerk, ausgewogenes Essen, ausreichend Schlaf, ein erfüllendes soziales-emotionales Umfeld und natürlich unsere folgenden Übungen sollen Ihnen zukünftig ein beschwerdefreies, oder zumindest beschwerdearmes, glückliches Leben verschaffen.

Zu Beginn des Praxisteils: Langsam und bewusst bewegen!

Gehen Sie immer langsam in die beschriebenen Dehnpositionen und achten Sie auf die Empfindungen Ihres Körpers. Tun Sie dies bitte umso langsamer, wenn bereits eine Schädigung der Strukturen in der HWS besteht – zum Beispiel bei Bandscheibenvorfällen, nach Operationen oder Unfällen. Besonders nach Operationen sollten Sie sich von Ihrem Arzt die Erlaubnis für die Dehnübungen einholen. Absolvieren Sie die Übungen somit in gemäßigter Geschwindigkeit und achten Sie dabei auf die Signale Ihres Körpers. Falls Sie dennoch ein ungutes Gefühl oder Sorge haben, die folgenden Übungen auszuführen, kontaktieren Sie bitte vorher Ihren Arzt oder gehen Sie zu einem Therapeuten, und machen Sie unter seiner Aufsicht Ihre Auswahl an Übungen.

Den Schmerz richtig dosieren!

Die Dehnung muss ein bisschen schmerzen, aber nur so viel, wie es Ihnen guttut. Dabei ist eine Schmerzskala von 1 bis 10 sehr hilfreich. 1 bedeutet: Kein Schmerz, 10 heißt: Es tut so weh, dass Sie die Übung abbrechen möchten.

Sie werden innerhalb weniger Tage sicherer in den Übungen; wenn 5 die Hälfte des aushaltbaren Schmerzes ist, dann ist auch 6 oder 8 keine Herausforderung mehr für Sie. Aber tasten Sie sich behutsam an Ihre eigene Schmerzgrenze heran, und quälen Sie sich nur so viel, wie Ihnen tatsächlich guttut.

Durchführung!

Die Übungen bitte ein- bis zweimal täglich an 3 bis 6 Tagen die Woche üben. Sie sollten etwa 10–15 Minuten vor den Übungen ein großes Glas Wasser ohne Kohlensäure langsam und schluckweise trinken.
Auch nach den Übungen ist es wichtig, gelöste »Schlacken« wieder mit einem großen Glas Wasser auszuspülen und aus dem Körper zu verabschieden – wie eine schlechte Erinnerung.

- Im ersten Schritt die beschriebene Position einnehmen – wenn Sie auf der Schmerzskala einen Wert von 6–8 erreicht haben, etwa 90–120 Sekunden auf diesem Wert bleiben.
- Im zweiten Schritt wie beschrieben die gedehnten Muskeln 10 Sekunden auf der Schmerzskala von 6 bis 8 anspannen.
- Im dritten Schritt die Dehnposition mit maximaler Kraft aktiv 20 Sekunden lang maximieren.
- Langsam die Position verlassen und durch freies Bewegen normalisieren.
- Einatmen, Position halten, im Ausatmen wird das Gehirn auf Entspannung geschaltet.
- Erst jetzt weiter in die Dehnung gehen.
- Bei den Kräftigungsübungen sollten Sie 30–50 Prozent Ihrer maximalen Kraft verwenden. Bleiben Sie lieber 3–5 Sekunden länger in der Anspannung und vermeiden Sie ein übertriebenes Kräftemessen.

Mögliche »Nebenwirkungen«

Es könnte sein, dass sich die Schmerzen in den ersten Tagen verstärken. Passen Sie die Intensität Ihrer Übungen am nächsten Tag darauf an. Aber machen Sie unbedingt weiter!

Kopfschmerzen, Ohrensausen, Übelkeit, Muskelkater? Wenn Sie sich Sorgen machen, suchen Sie einen Arzt auf, ansonsten sollten die Beschwerden innerhalb von 48 Stunden wieder deutlich besser sein. Muskelkater kann auch länger anhalten!

Praxisteil

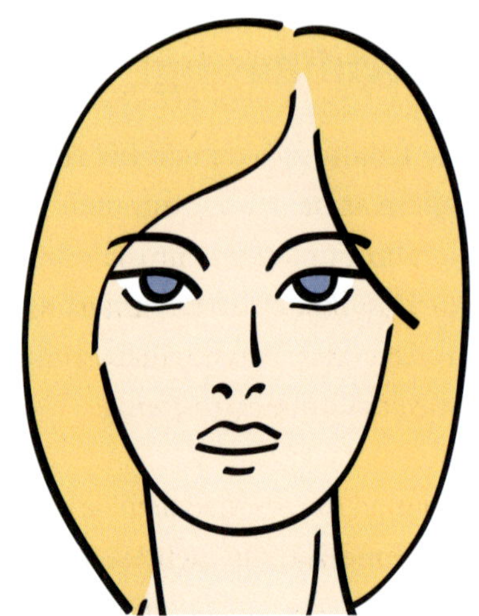

Aufwärmübung: Stehende 8

- Mit der Nasenspitze eine stehende 8 nachfahren. Es ist eine kleine Bewegung, Ihr Blick bleibt am besten auf einem Punkt vor Ihnen in Augenhöhe fixiert, damit die Bewegung nicht zu weiträumig ausfällt. Die Schultern bleiben dabei ganz entspannt hängen, am besten legen Sie Ihre Hände bequem in den Schoß. Die Übung hat ein wenig was von einem tanzenden Inder, also spielen Sie ein wenig »Bollywood«.
- Nach etwa 30–60 Sekunden wechseln Sie bitte die Richtung und beschreiben die stehende 8 spiegelverkehrt.

Mit dieser Übung werden die kleinen Nackenmuskeln angesprochen und die ersten 2 Halswirbel sanft gegeneinander bewegt. Dieser Vorgang kann Geräusche wie Knirschen oder Knacken verursachen; das muss Sie nicht beunruhigen, denn es ist eher ein gutes Zeichen, weil jetzt kleine Ablagerungen aus den kleinen Gelenken herausbefördert werden. Die Übung mit der Nasenspitzen-Acht ist kaum sichtbar, trotzdem aber sehr effektiv.

Aktivierung der kleinen Nackenmuskeln

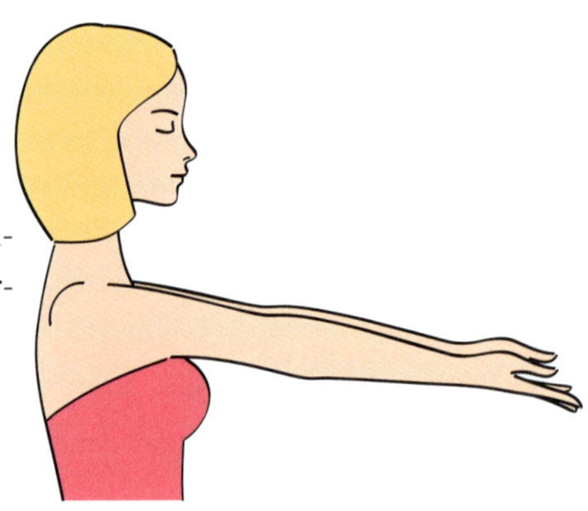

Auch mit dieser Übung wollen wir die kleinen Nackenmuskeln ansprechen und unterstützen diese Übung mit unserer Atmung.

- Sie strecken die Arme nach vorne und drehen die Hände nach außen, sodass die Kleinfingerkante zueinander zeigt. Die Arme sind parallel.

- Mit der Einatmung heben Sie die Arme etwas nach oben an, und mit der Ausatmung drehen Sie die Hände mit den Handflächen nach unten, sodass die Daumen jetzt zueinander zeigen, und senken die Arme wieder ab.

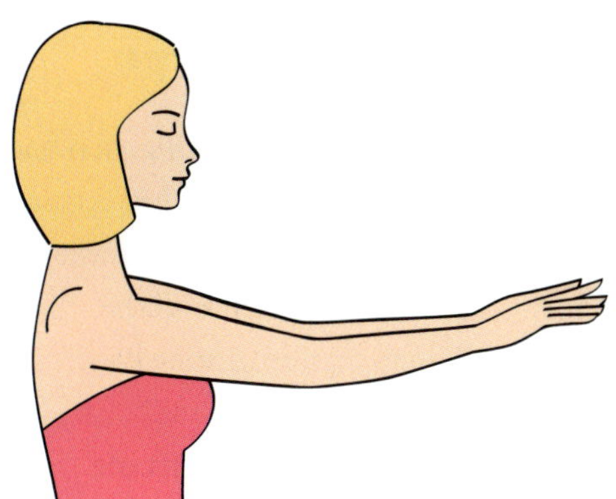

Diese Übung machen Sie circa fünfzehn- bis zwanzigmal. Achten Sie dabei auf Ihre Atmung, denn die Übung sollte sich Ihrer entspannten Atmung anpassen und nicht andersherum.

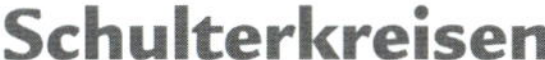

Schulterkreisen

- Drehen Sie Ihre Handflächen nach außen und heben Sie Ihre Arme seitlich an.
- Sie beugen die Ellbogen und legen Ihre Fingerspitzen auf Ihre Schultern, die dabei entspannt und heruntergedrückt sind. Die Schulterblätter zeigen zueinander.
- Jetzt beschreiben Sie richtig schöne große Kreise mit den Ellbogen, bestenfalls schließen sich die Ellbogen vor Ihrem Körper und öffnen sich so weit, dass sie sogar hinter Ihren Schultern kreisen.
- Beschreiben Sie etwa 15 Kreise in die eine Richtung und wechseln dann in die andere Richtung, um die Kreise wiederum fünfzehnmal zu beschreiben.

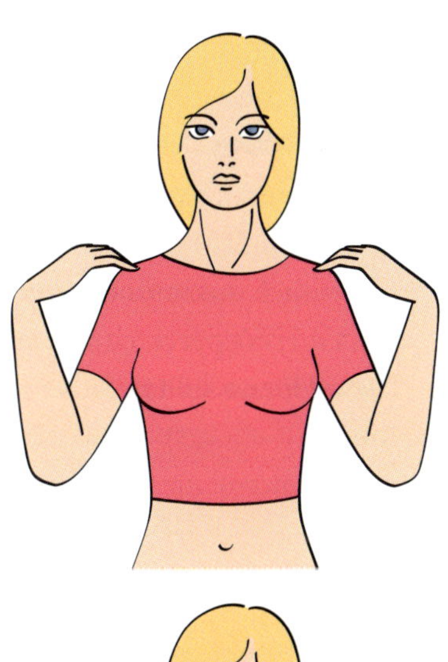

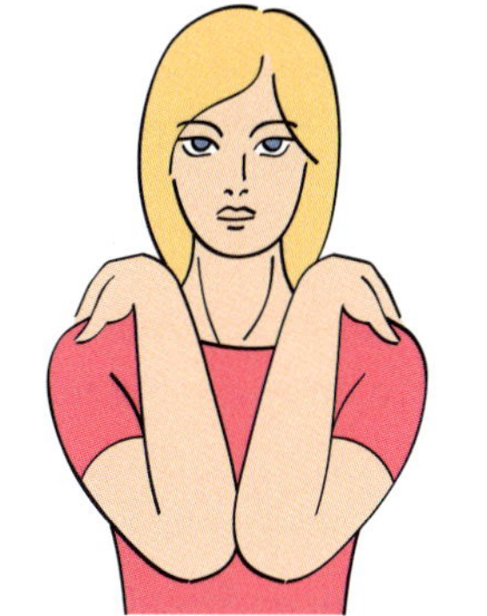

Schultern rotieren

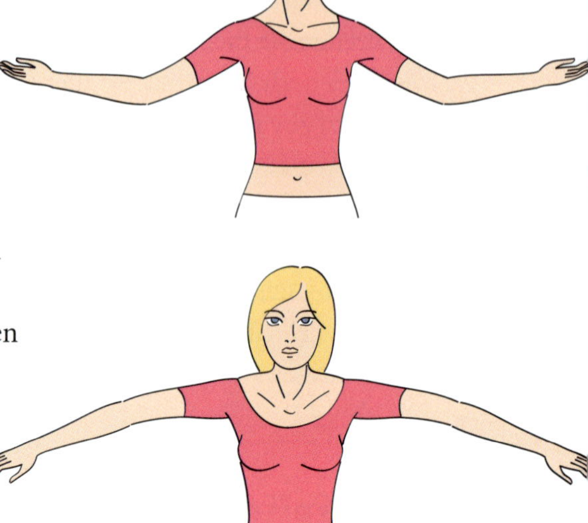

- Drehen Sie Ihre Handflächen nach außen und heben Sie Ihre Arme wieder seitlich an. Die Daumen zeigen nach hinten und die Ellbogen dürfen gerne etwas gebeugt sein.
- In dieser Position findet die Einatmung statt, wenn Sie danach ausatmen, drehen Sie die Arme, sodass die Handflächen nach unten hinten zeigen. Der Schultergürtel hebt sich und die Brustwirbelsäule krümmt sich etwas mehr in ihrer Kyphose. Versuchen Sie die Bewegung nicht zu deutlich auszuführen, indem Sie den Oberkörper nach vorne beugen müssen, das ist zu viel.
- Diese Übung sollten Sie ebenfalls fünfzehn- bis zwanzigmal wiederholen.

Hierbei werden die Rhomboiden-Muskeln (die rautenförmigen Muskeln am Rücken zwischen den Schulterblättern) und der Musculus levator scapulae (der Schulterblatt-Heber) auf die folgende Dehnung vorbereitet.

Der Migränestrang

- Auf einem Stuhl sitzend drehen Sie den Kopf 45 Grad nach rechts.
- Mit der linken Hand greifen Sie über den Kopf an die obere hintere Schädeldecke, über dem rechten Ohr, und ziehen den Kopf dosiert so weit wie möglich in die diagonale Beugung, in Richtung des linken Ellenbogens. Lassen Sie dabei den Rücken gerade und ziehen Sie die rechte Schulter maximal nach unten in Richtung der rechten Hüfte.

- Spannen Sie den Kopf gegen die haltende linke Hand nach hinten oben in die Gegenrichtung an. Lösen Sie die Spannung wieder langsam auf.
- Dann lösen Sie die linke Hand vom Kopf und versuchen noch einmal mit aller Kraft den Kopf aktiv in Richtung des linken Ellenbogens zu beugen. Halten Sie dabei den Rücken gerade und ziehen Sie die rechte Schulter maximal nach unten in Richtung der rechten Hüfte.
- Im Anschluss absolvieren Sie diese Übung in gleicher Weise zur anderen Seite.

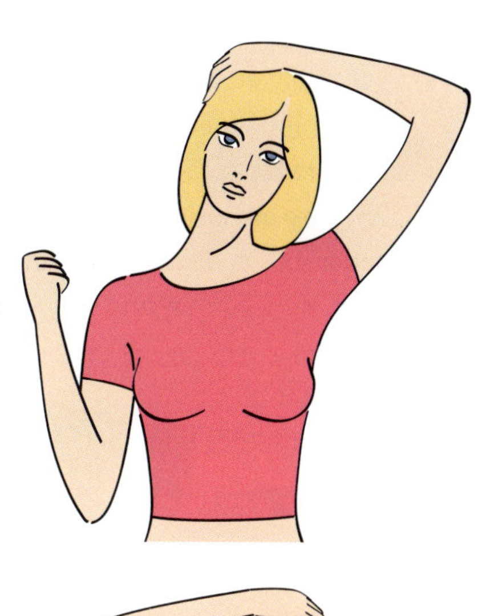

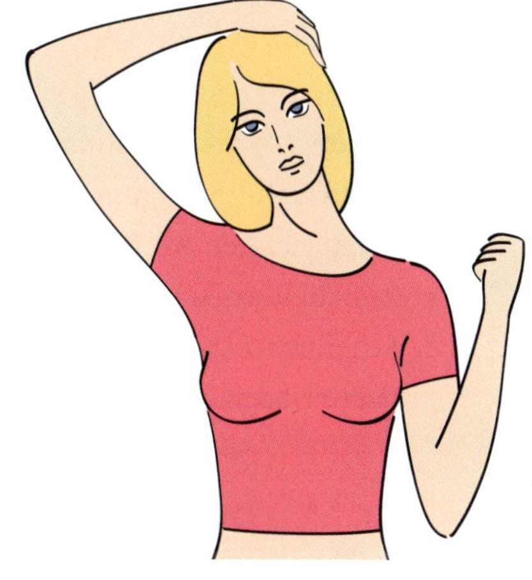

Diese Übung ist unbedingt notwendig für alle, die an Migräne oder unter ausstrahlenden Schmerzen in den Armen und/oder den Händen leiden. Haben Sie das Gefühl, die Schultern nicht locker lassen zu können? Sitzt Ihnen Ihr Päckchen immer im Nacken? Das befreit Sie von den muskulären Verspannungen. Scheuen Sie sich aber nicht, trotzdem einen Masseur oder Physiotherapeuten unterstützend zu Hilfe zu nehmen.

Der Wirbelsäulenstrecker I

- Setzen Sie sich auf den Boden, winkeln Sie die Beine etwas an und legen Sie die Fußsohlen locker aneinander. Beugen Sie sich jetzt nach vorne und greifen mit der rechten Hand die Fußspitzen und mit der linken Hand den Hinterkopf.

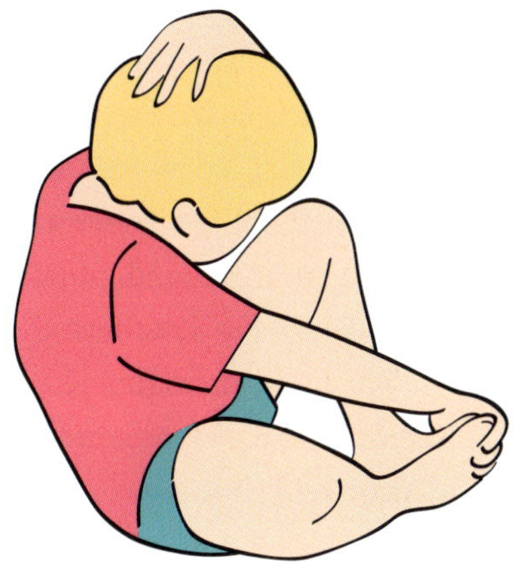

- Ziehen Sie dosiert mit der rechten Hand den Rumpf nach vorne unten und mit der linken Hand den Kopf so weit wie möglich in Richtung Brust.
- Spannen Sie die Rücken- und die Nackenstrecker gegen die haltenden Hände so an, als wollten Kopf und Rumpf nach oben beziehungsweise nach hinten. Lösen Sie die Spannung wieder.

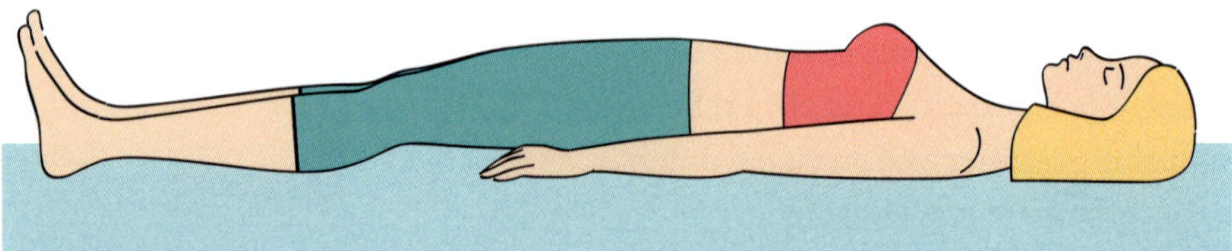

- Legen Sie sich mit leicht aufgestellten Beinen auf den Rücken.
- Bringen Sie zuerst die Halswirbelsäule, dann die Lendenwirbelsäule und schließlich die Kniekehlen möglichst nah zum Boden.
- Senken Sie sich dabei jeweils nur so weit ab, wie die vorherige Position noch gehalten werden kann.
- Zum Schluss schieben Sie die Fersen auf dem Boden nach unten und den Scheitelpunkt des Kopfes auf dem Boden nach oben, sodass die Körperlänge maximiert wird. Speichern Sie diese Körperposition bewusst ab.

Der Wirbelsäulenstrecker II

- Gehen Sie in den Vierfüßlerstand und senken die Leiste langsam ab. Wenn es im Rücken zu ziehen beginnt, stoppen Sie die Übung.
- Versuchen Sie die Biegung vor allem in der Brustwirbelsäule und der Hüfte entstehen zu lassen, das Kinn bleibt zunächst möglichst nah am Kehlkopf.
- Die Arme sollten Sie strecken und die Hände so weit nach vorne setzen, dass die Dehnung nicht zu intensiv wird.
- Senken Sie die Schultern möglichst ab.
- Nehmen Sie dann den Kopf so weit wie möglich nach oben und schauen mit den Augen so weit wie möglich nach oben hinten.

- In dieser Position spannen Sie den Rücken sowie den Bauch an, als ob Sie das Becken anheben und die Knie gegen den Boden drücken wollen. Spannen Sie aber nur so weit an, bis das Becken nicht tatsächlich angehoben wird.
- Lösen Sie die Spannung wieder und überstrecken Sie den Kopf so weit wie möglich nach oben hinten.
- Beugen Sie die Ellenbogen und senken den Oberkörper, bis Sie die Hände vom Boden abheben können.
- Halten Sie diese Position und ziehen Sie den Körper noch einmal aktiv möglichst weit nach oben sowie den Kopf in die Überstreckung. Speichern Sie die erreichte Höhe beziehungsweise Länge bewusst ab.
- Anschließend setzen Sie sich auf die Fersen und legen den Rumpf auf den Oberschenkeln ab; Ihre Arme liegen rechts und links neben Ihrem Körper.
- Behalten Sie diese Position gerne für 90–120 Sekunden bei, danach richten Sie sich ganz langsam wieder auf und atmen erst einmal tief ein und aus. Der Kreislauf kann etwas nachhängen, so warten Sie im Fersensitz, bis sich dieser wieder stabilisiert hat. Nun können Sie wieder sicher aufstehen.

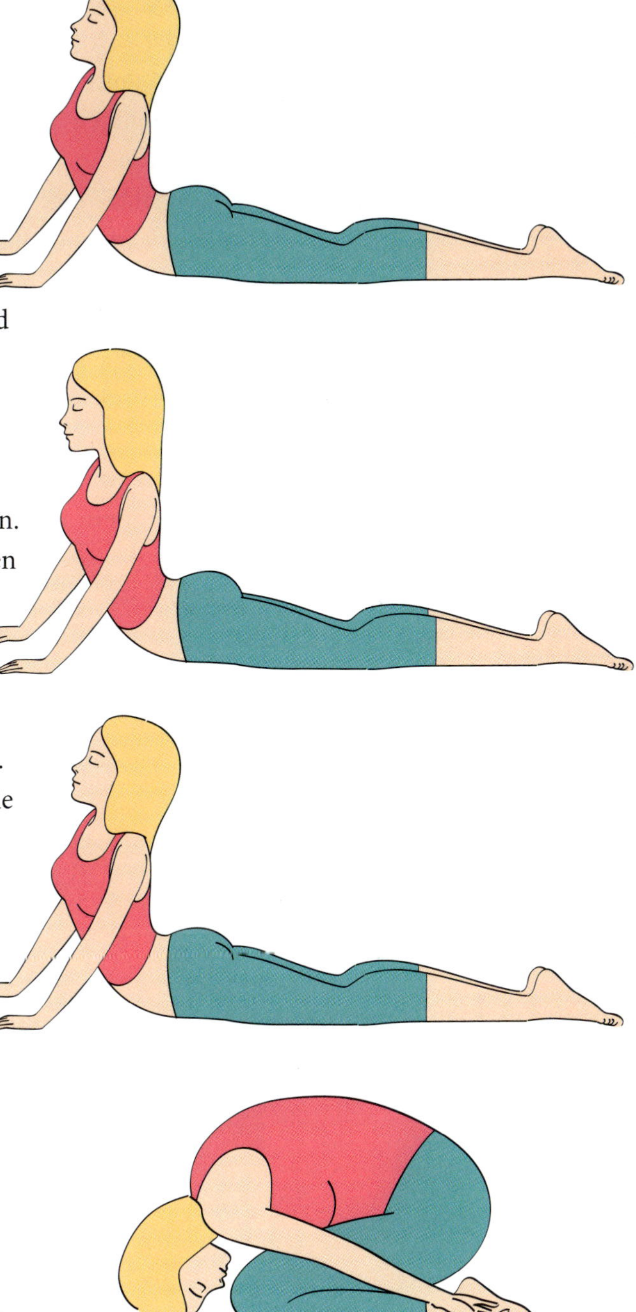

Der Hexenbuckel

Sie können diese kurzen Übungen mehrmals am Tag wiederholen. Stellen Sie sich dazu vor eine Zimmerecke.

- Legen Sie die Arme in verschiedenen Winkeln gegen die Wände und lehnen Sie vorsichtig den Körper in die Ecke hinein – dabei sollten Sie die Dehnung immer weiter steigern.
- Ihre Hände spannen Sie dabei wiederholt gegen die Wände. Entweder lösen Sie die Spannung wieder und lehnen sich weiter nach vorne, oder Sie laufen, wenn nötig, in die Ecke hinein.

Sie dehnen damit Ihre Brustmuskulatur. Für eine aufrechte Haltung ist es unabdingbar, frei bewegliche Schultern und einen dehnbaren Brustkorb zu haben.

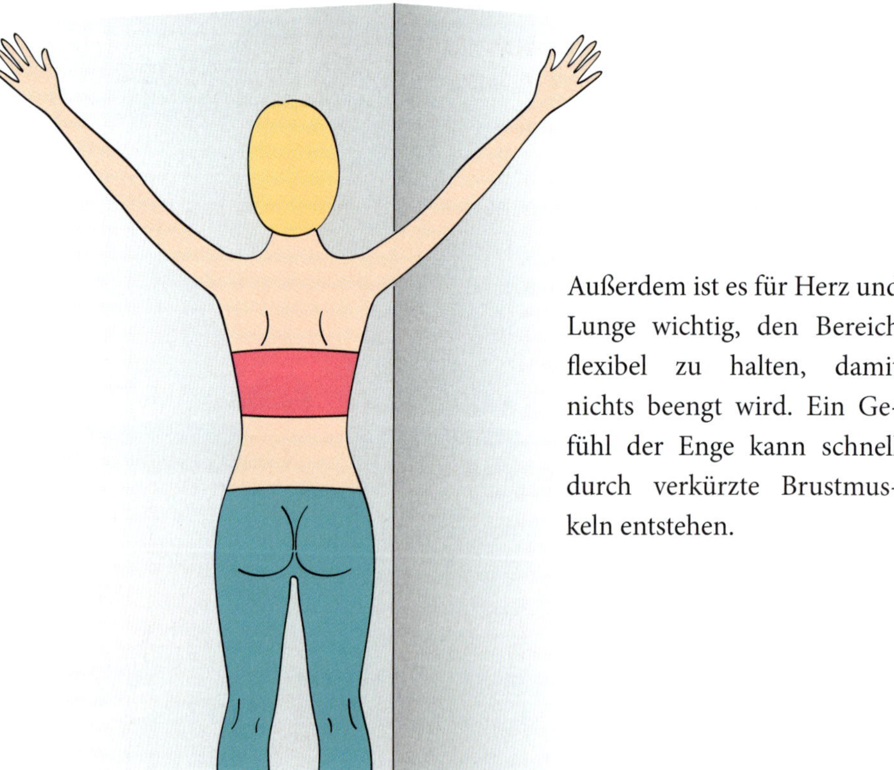

Außerdem ist es für Herz und Lunge wichtig, den Bereich flexibel zu halten, damit nichts beengt wird. Ein Gefühl der Enge kann schnell durch verkürzte Brustmuskeln entstehen.

Der Stiernacken

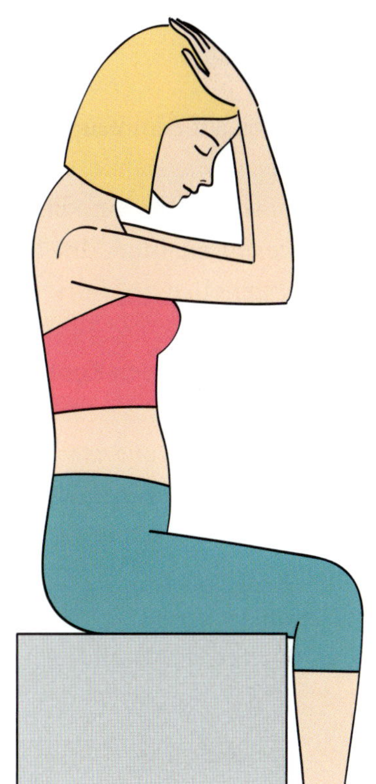

Dies ist eigentlich eine Doppelübung.

- Sie nehmen beide Hände auf den Kopf ganz weit nach oben, die Ellenbogen zeigen aber weiterhin nach vorne.
- Ziehen Sie den Kopf nach vorne, der Rumpf bleibt dabei gerade. In Ihrer Vorstellung zieht die Mitte der Halswirbelsäule nach hinten oben. Die verkürzte Muskulatur und die Faszien werden durch das Nachhintenwölben der HWS wieder länger und gedehnt.
- In der zweiten Hälfte bringen Sie den Kopf langsam nach hinten und drücken sanft mit einer Hand den Kopf immer weiter nach hinten. Am Ende der 2 Minuten drückt der Kopf die Hand langsam in die Normalposition zurück.

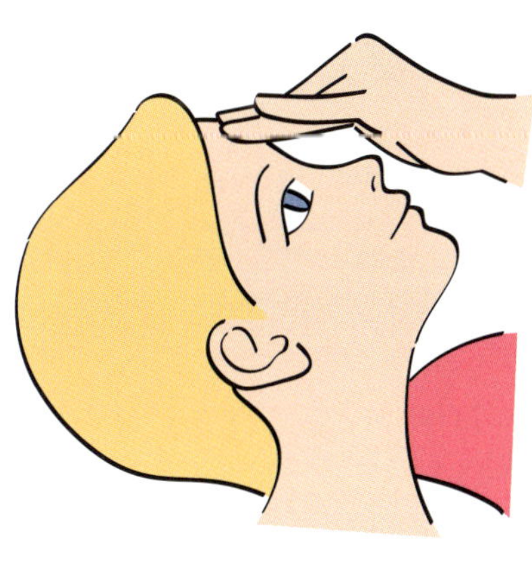

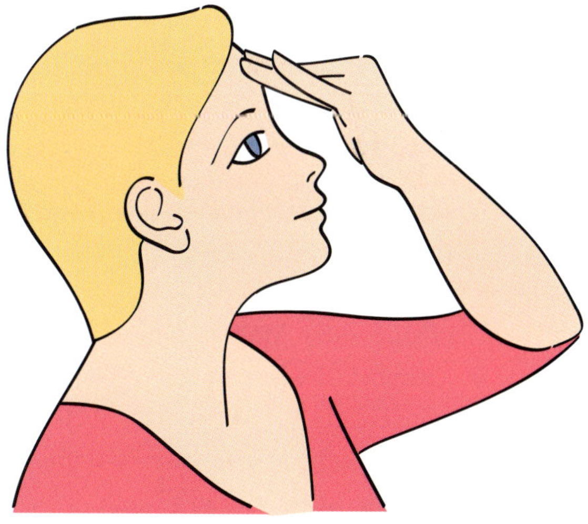

Kopfrollen

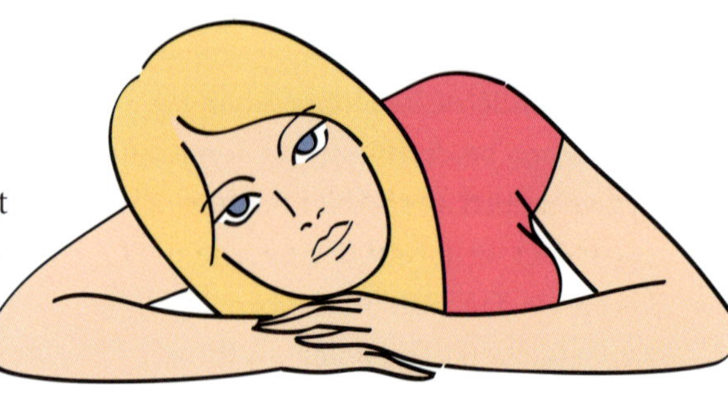

- Sie liegen auf dem Bauch und legen Ihre Hände übereinander. Ihr Kinn liegt zwischen Ring- und Mittelfinger der oben liegenden Hand.
- Jetzt kullern Sie den Kopf von rechts nach links. Seien Sie ruhig mutig und machen Sie die Übung dynamisch, vielleicht sogar ein wenig mit Schwung.
- Danach wechseln Sie die untere Hand nach oben.

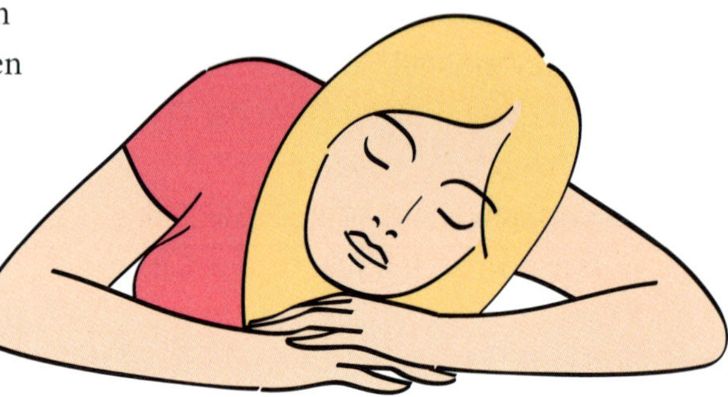

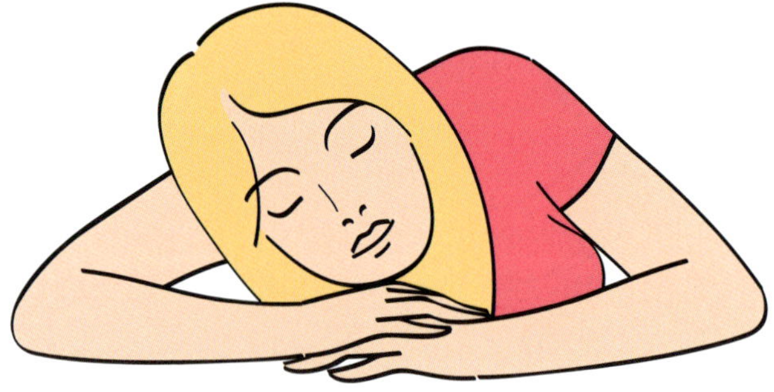

Durch diese Mobilisation wandert die Halswirbelsäule nach oben, und die einzelnen Gelenke können sich sogar selbst von Blockaden befreien. Wenn also mal ein leichtes Knirschen oder auch lauteres »Knack« zu hören ist, machen Sie sich keine Gedanken, es ist eine Befreiung. Solange kein anhaltender Schmerz vorhanden ist, ist dies so gewollt.

Kräftigung der vorderen unteren Halsmuskulatur

Diese Übung können Sie bequem an Ihrem Schreibtisch, auf dem Stuhl oder auch im Stehen machen.

- Legen Sie Ihre flache Hand auf die Stirn und drücken Sie diese, bei gestrecktem Nacken, 10–15 Sekunden lang dagegen.
- Dann lassen Sie wieder locker. Die Übung können Sie mehrmals, etwa fünf- bis achtmal, wiederholen.

Die vordere Halsmuskulatur ist gerne zu kurz und vor allem zu schwach. Der Musculus sternocleidomastoideus (Kopfwender) ist der Übeltäter, welcher verkürzt ist und Sie nach vorne zieht. Verspannte Muskeln verkürzen und arbeiten nicht mehr ausreichend gut, somit ist ein An- und Entspannen die perfekte Möglichkeit, diese wieder zu trainieren und auch zu lockern. Das Gleichgewicht der Muskeln wird wiederhergestellt.

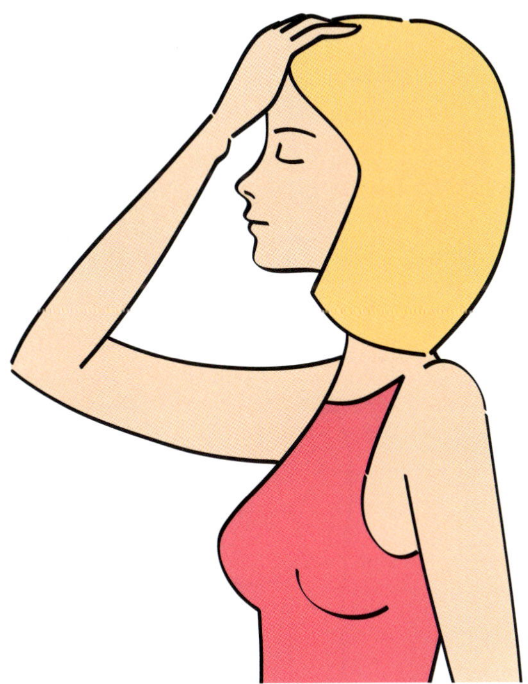

Kräftigung der seitlichen Halsmuskulatur

- Legen Sie eine Hand seitlich an die Schläfe, drücken Sie 10 Sekunden dagegen, bevor Sie wieder locker lassen – dann wechseln Sie die Seite.

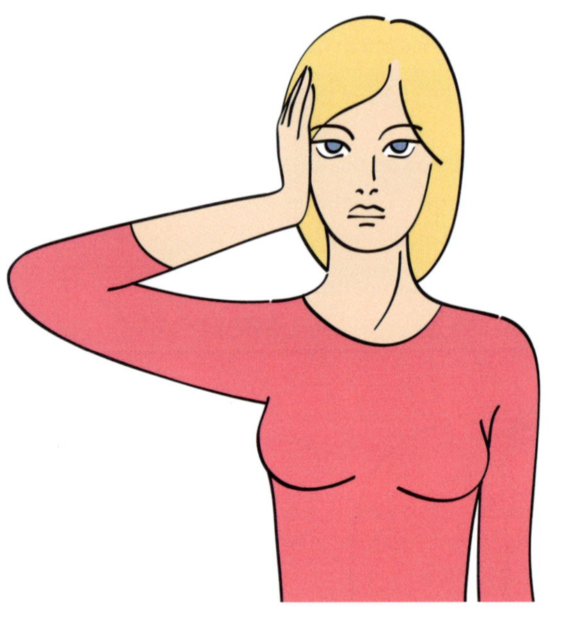

Hier gilt das Gleiche. Die schweren Einkaufstüten, der Telefonhörer und der Bildschirm am falschen Platz sorgen für zu kurze Muskeln und Verspannungen. Anspannen und Entspannen wird Ihnen auf Dauer einen wieder optimal funktionierenden Muskel bescheren.

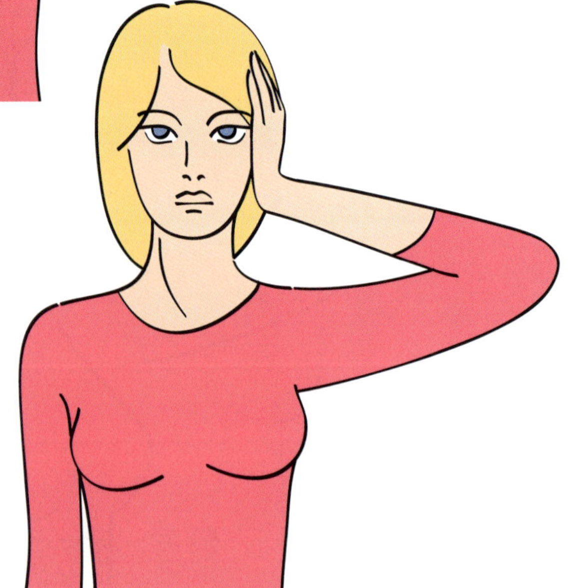

Kräftigung der vorderen oberen Halsmuskulatur

- Bilden Sie mit den Händen eine Faust und drücken Sie 10 Sekunden gegen das Kinn. Achten Sie dabei auf eine aufrechte Körperhaltung!

Gerne wird die Muskulatur unter dem Kinn vergessen. Das sieht man den Betroffenen nicht nur an (Doppelkinn und hängende Wangen), sondern kann sogar Blutdruckschwankungen und Schluckbeschwerden mit sich bringen.

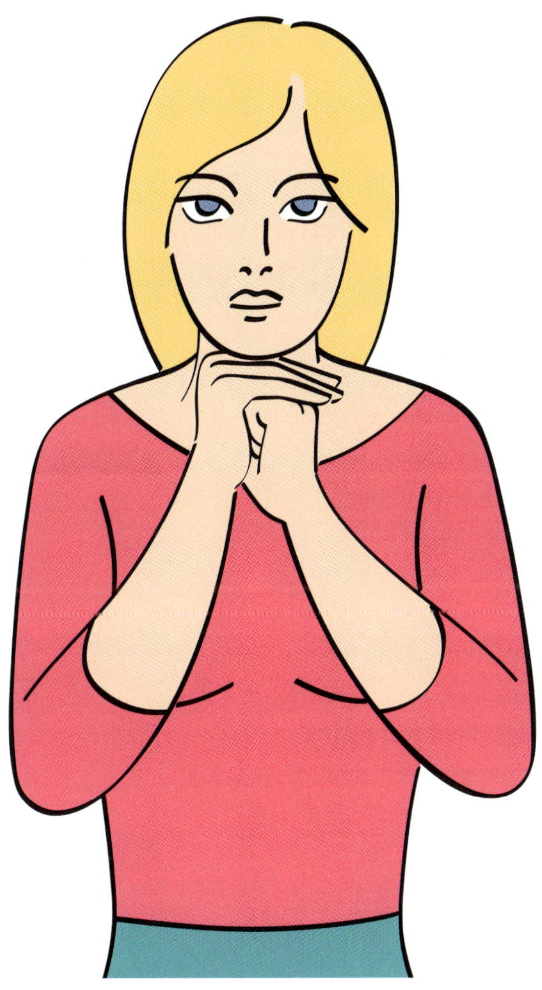

Schultergürtel- und Nervenmobilisation I

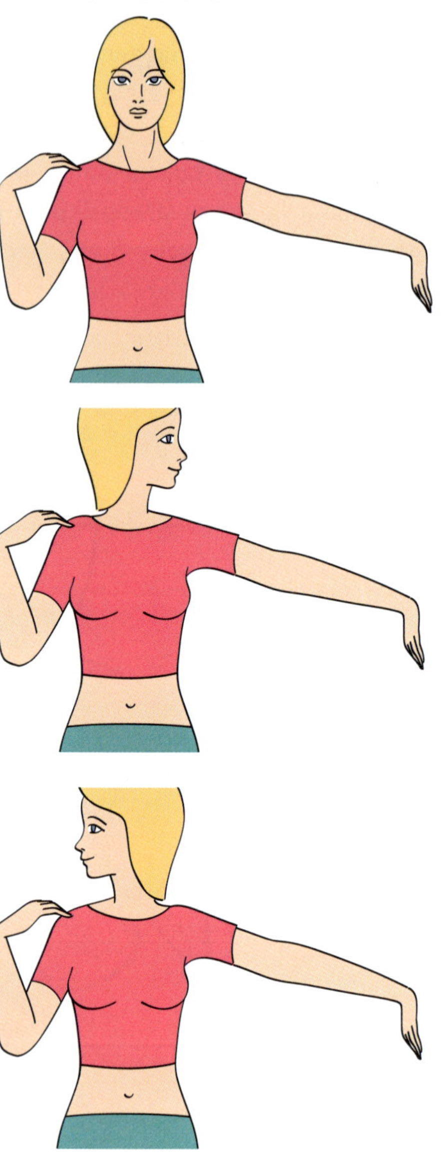

Diese Übung können Sie im Stehen oder auch im Sitzen machen.

- Sie legen Ihre Fingerspitzen der einen Hand auf Ihre gleichseitige Schulter und lassen den Ellenbogen an der Seite; die Schultern sollten nach unten gezogen sein und die Schulterblätter ziehen zueinander.
- Den anderen Arm strecken Sie auf Schulterhöhe zur Seite; auch hier bleibt die Schulter unten und die Handfläche zeigt nach oben.
- Für die eigentliche Übung klappen Sie diese Hand des gestreckten Armes nun nach unten, bis Sie ein Ziehen im Arm verspüren. Dieses Ziehen kann am Handgelenk oder in der Ellenbeuge, aber auch in der Schulter oder im Nacken zu spüren sein.
- Wenn Sie die Übung gerne etwas dynamisch machen wollen, dann drehen Sie den Kopf von rechts nach links oder wippen leicht im Atemrhythmus mit Ihrer Hand des gestreckten Armes.
- Anschließend wiederholen Sie die Übung zur anderen Seite.
- Wiederholen Sie diese Übung zehn- bis fünfzehnmal pro Seite.

Schultergürtel- und Nervenmobilisation II

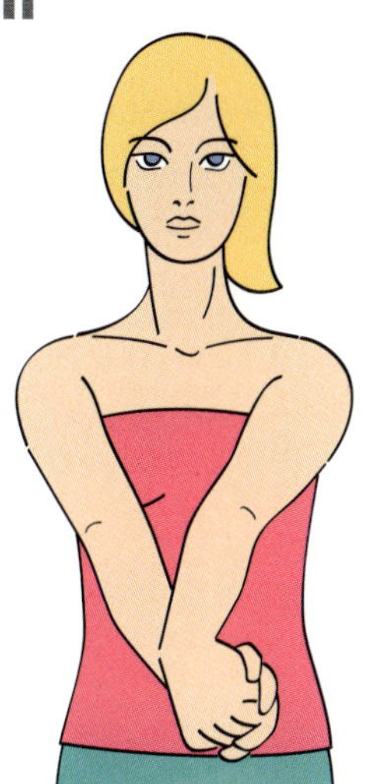

Auch diese Übung können Sie im Stehen oder auch im Sitzen absolvieren.

- Legen Sie hierzu den linken über den rechten Arm und verschränken die Hände über Kreuz vor der Brust. Ihre Schultern sollten Sie unbedingt unten lassen.
- Für die Ausführung der Übung bewegen Sie Ihre Handgelenke nach links und rechts.
- Anschließend wiederholen Sie die Übung mit dem rechten Arm über dem linken. Ganz wichtig ist, dass Sie Ihre Arme nicht über Schulterhöhe anheben.
- Wiederholen Sie diese Übung zehn- bis fünfzehnmal pro Seite.

Schultergürtel- und Nervenmobilisation III

Diese Übung können Sie im Stehen oder im Sitzen machen.

- Bilden Sie eine »Eule«, indem Sie mit Ihrem Zeigefinger und Daumen einen Kreis formen. Danach legen Sie Ihre restlichen Finger unter das Kinn, Ihre Ellenbogen drehen Sie nach außen oben.

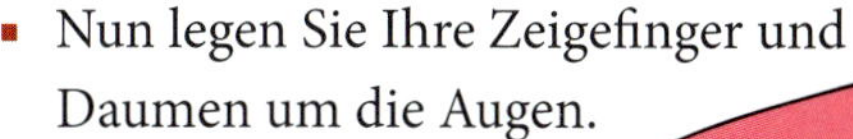

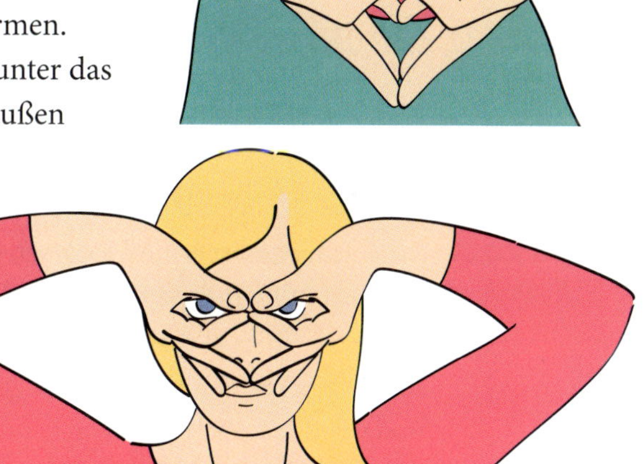

- Nun legen Sie Ihre Zeigefinger und Daumen um die Augen.
- Diese Endposition halten Sie für 3–5 Sekunden. Wiederholen Sie diese Position nach einer Pause von 20 Sekunden drei- bis fünfmal.

Schultergürtelmobilisation

- Im Stehen oder Sitzen strecken Sie beide Arme nach vorne; die Handflächen zeigen dabei nach oben.
- Nun schieben Sie abwechselnd Ihre Arme nach vorne. Dabei verdreht sich der Schultergürtel einmal zur rechten und dann zur linken Seite. Sehr wichtig ist es, dass Sie Ihren Kopf dabei nicht mitbewegen. Die Nase zeigt immer geradeaus.

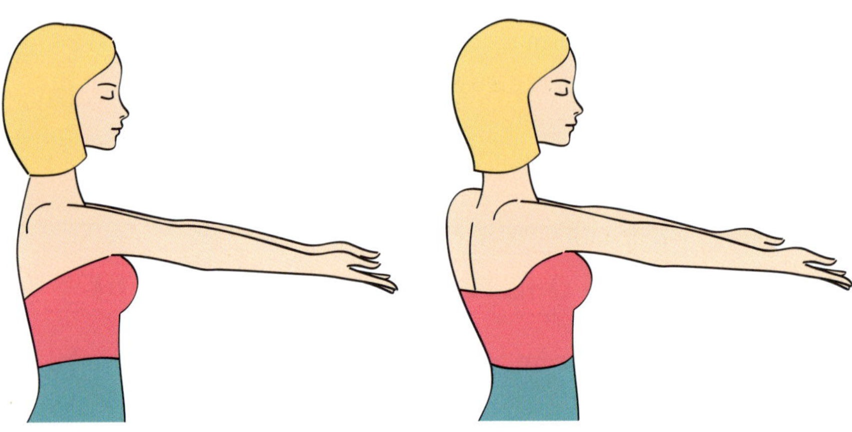

Schildkröte

- Setzen Sie sich aufrecht auf einen Stuhl und lehnen Sie Ihren Rücken bequem und vollständig an die Rückenlehne.
- Beide Ellbogen spannen Sie nach unten, wobei der Oberkörper aufrecht bleibt.
- Für diese Übung schieben Sie Ihr Kinn so weit Sie können und parallel zum Boden nach vorne und danach wieder langsam nach hinten, wodurch ein Doppelkinn entsteht.

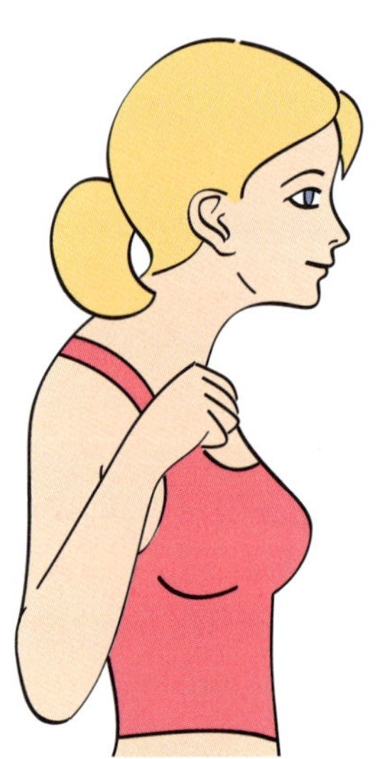

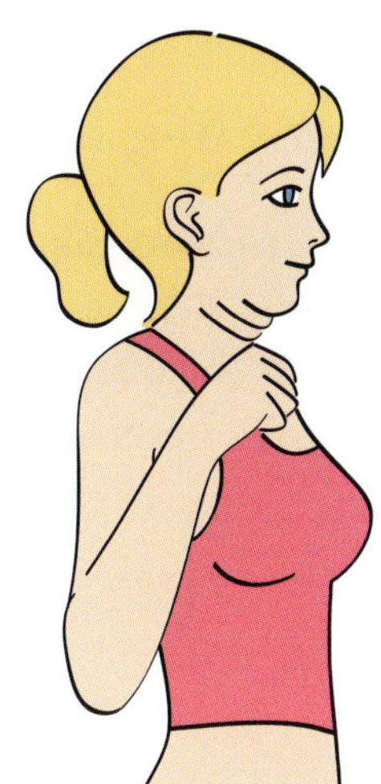

Bei dieser Übung ist es möglich, dass Sie ein Knirschen der Halswirbelsäule in Ihren Ohren wahrnehmen. Sie befreien dadurch Ihre kleinen Gelenke der zarten Halswirbelkörper von Ablagerungen und Gries.

- Diese Übung sollten Sie fünf- bis achtmal wiederholen, wobei ganz wichtig ist, dass Sie sie langsam ausführen.

Dehnung der Halsfaszie

- Fassen Sie mit den Händen an den Brustkorb unterhalb der Schlüsselbeine und dehnen Sie die Faszie bauchwärts.
- Heben Sie nun den Kopf nach oben und dehnen Sie die Halsfaszien. Kopf nach rechts drehen, Fokus auf der linken Seite, Kopf nach links drehen, Fokus auf der rechten Seite.

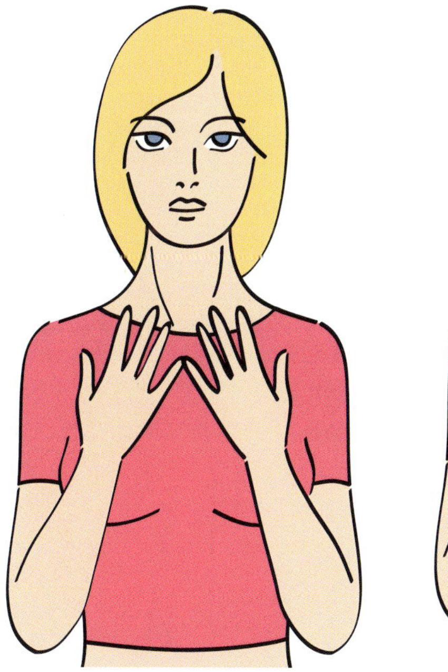

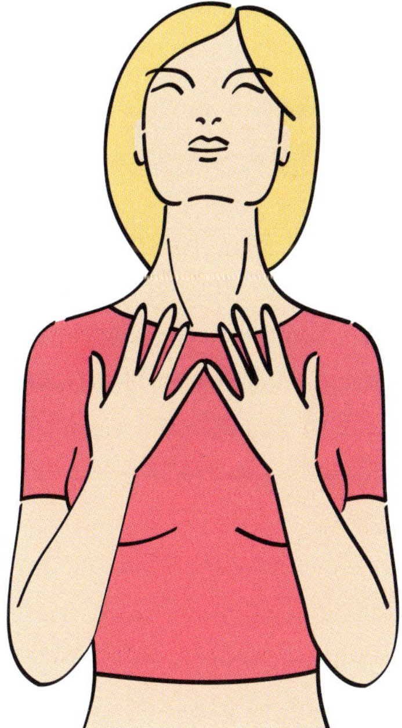

Entspannung der kurzen Nackenmuskeln

- Legen Sie sich entspannt auf den Rücken. Wenn nötig unterlagern Sie Ihre Knie oder stellen Sie sie auf. Rollen Sie ein Handtuch so dick wie nötig zusammen, um ihren Kopf so zu stützen, dass die Wirbelsäule entspannt und gerade aufliegt.

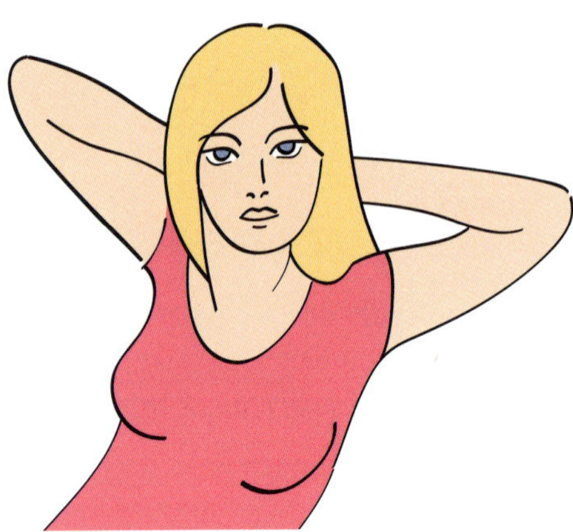

- Nehmen Sie Ihre Fingerbeeren an den Hinterkopf und fahren Sie sanft die Halswirbelsäule entlang nach unten.
- Üben Sie an den Ihnen bekannten schmerzhaften und verspannten Stellen sanften Druck aus. Dieser Druck kann für 2 Minuten nötig sein, bis aus dem vermeintlichen »Knochen« wieder eine weiche schmerzlose Masse wird.

Ausdauertraining der Schulter- und Nackenmuskeln

- Bei dieser Übung dürfen Sie Ihre Schultern im Sekundenrhythmus heben und senken. Nach wenigen Malen werden Sie ein Brennen verspüren. Auch wenn Sie glauben, es geht nicht mehr, versuchen Sie die Übung so lang wie möglich (fünfzig- bis hundertmal) durchzuhalten.
- Am Ende entspannen Sie den Bereich, und Sie werden eine wohlige Wärme durch die Mehrdurchblutung spüren. Schlacken werden abtransportiert und Nervenverbindungen zu

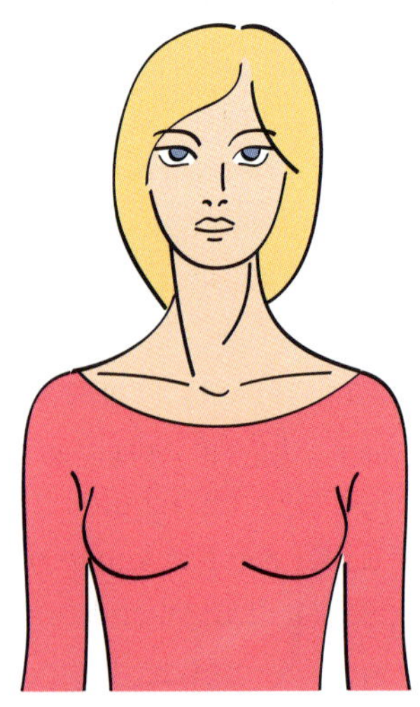

den Muskelzellen aufgebaut. Verspannungen lösen sich nachhaltig, wenn Sie diese Übung regelmäßig durchführen.

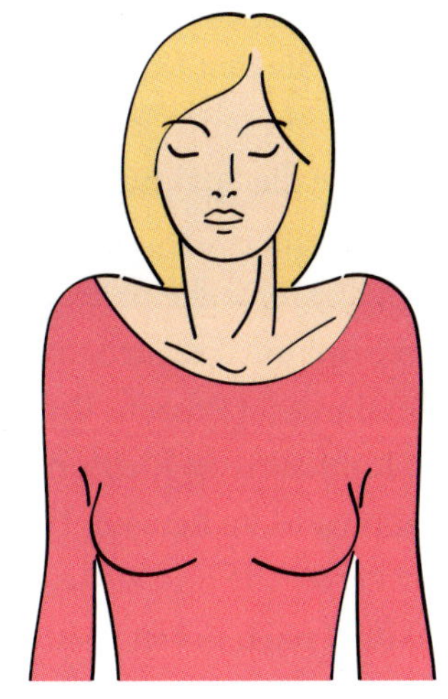

- Nach Beendigung der Übung senken Sie Ihren Kopf und atmen dreimal ein und aus.
- Danach bewegen Sie Ihren Kopf langsam mit der Einatmung nach rechts und mit der Ausatmung zur Mitte. Anschließend zur anderen Seite. Das wiederholen Sie ungefähr drei- bis viermal, bis Sie den Kopf auf einer Seite lassen und
- zum Abschluss die Übung »Telefonbegleiter« anschließen. Vergessen Sie nicht, Ihren Kopf am Ende der Dehnung durch Stützen mit der gleichen Hand, welche zuvor die Dehnung unterstützt hat, in die aufrechte Haltung zu bringen.

Der Telefonbegleiter

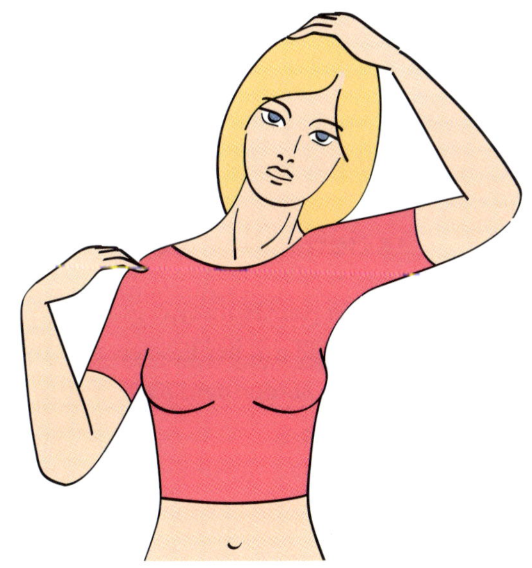

- Setzen Sie sich auf einen Stuhl, lassen Sie den Kopf gerade und legen Sie ihn nach links auf Ihre Schulter.
- Mit der rechten Hand greifen Sie über den Kopf, und zwar an die obere seitliche Schädeldecke über dem linken Ohr, und ziehen den Kopf dosiert so weit wie möglich in die seitliche Neigung, in Richtung der rechten Schulter. Lassen Sie dabei den Rücken gerade und ziehen Sie die linke Schulter maximal nach unten in Richtung der linken Hüfte.

- Spannen Sie den Kopf gegen die haltende linke Hand in die Gegenrichtung an. Lösen Sie die Spannung wieder langsam auf.
- Dann lösen Sie die linke Hand vom Kopf und versuchen noch einmal mit 50 Prozent Ihrer Kraft, den Kopf aktiv in Richtung des linken Ellenbogens zu beugen. Halten Sie dabei den Rücken gerade und ziehen Sie die linke Schulter maximal nach unten in Richtung der linken Hüfte.
- Vergessen Sie nicht, Ihren Kopf am Ende der Dehnung durch Stützen mit der gleichen Hand, welche zuvor die Dehnung unterstützt hat, in die aufrechte Haltung zu bringen.
- Im Anschluss machen Sie diese Übung selbstverständlich zur anderen Seite genauso.

Diese Übung ist für gewohnheitsmäßige »Telefoneinklemmer« gedacht. Auch gut geeignet, wenn Sie Ihre schweren Einkaufstüten immer auf einer Seite tragen oder der Computermonitor seitlich von Ihnen steht.

Faszienrolle: Halswirbelsäule massieren

Zuvor ein paar Hinweise:

- Rollen Sie mit der Faszienrolle immer nur in eine Richtung, damit das Blut, welches Sie aus dem Kapillarsystem herausgedrückt haben, wieder nachfließen kann.
- Auch sollten Sie unbedingt vermeiden, zu schnell zu rollen, da Sie eine Verschiebewelle der Zellzwischenräume erreichen wollen.
- Vermeiden Sie die herkömmlichen Faszienrollen; diese sind einfach zu hart. Nehmen Sie weiche Rollen, damit Sie sich keine Verletzung zuziehen, zum Beispiel von Pinofit oder Physioroom.

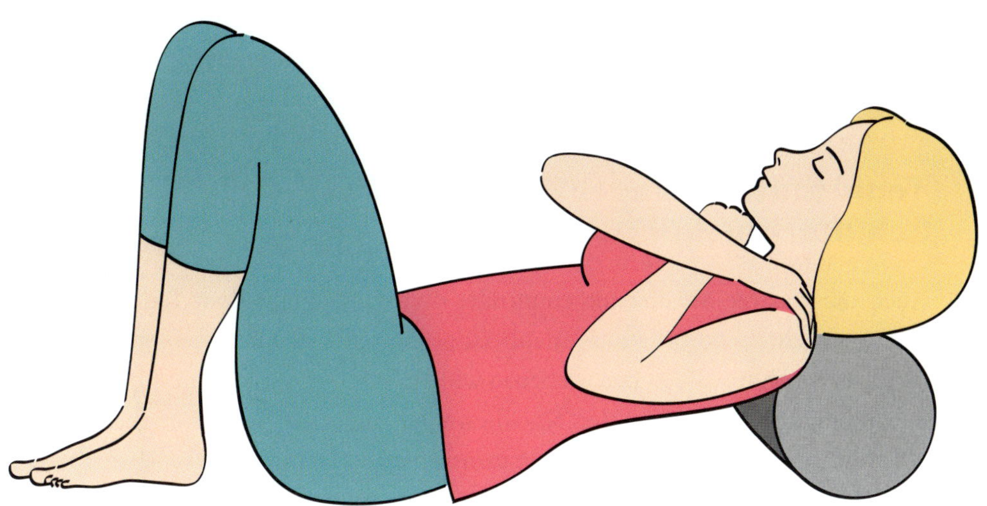

Nun zur Übung:

- Legen Sie sich auf den Rücken und stellen Sie Ihre Beine im rechten Winkel auf. Positionieren Sie die Faszienrolle wie oben abgebildet in Ihrem Nacken.
- Rollen Sie jetzt sanft und langsam den Kopf von rechts nach links.
- Machen Sie die Übung ungefähr zehn- bis fünfzehnmal. Falls Ihnen dabei schwindelig wird, sollten Sie die Übung unterbrechen oder sogar beenden.

Tennisballmassage: Schulterblattmuskulatur

- Stellen Sie sich mit dem Rücken an die Wand, und legen Sie den Tennisball genau zwischen Schulterblatt und Wirbelsäule.
- Beginnen Sie mit der nicht so schmerzhaften Seite, um sich an die Übung zu gewöhnen und die Technik zu üben.
- Jetzt dürfen Sie am Schulterblatt entlang, auf der Muskulatur und nicht auf dem Knochen, den Ball auf und ab bewegen. Der Druck kann den Schmerzen und dem Bereich angepasst werden.

- Sie sollten die Übung, auch wenn Sie es als sehr angenehm und noch lange als nicht genug empfinden, nach maximal 5 Minuten beenden.
- Wechseln Sie spätestens dann auf die andere Seite.

Tennisballmassage: Brust- und Schultermuskulatur

Auch die vordere Muskulatur empfindet die Massage mit dem Tennisball als sehr angenehm. Die Brustmuskulatur ist gerne verkürzt und verspannt; sie genießt eine wohltuende Massage ebenso wie die Schultermuskulatur. Bitte achten Sie auch hier darauf, nicht den Knochen oder sogar die Nerven zu massieren. Und beherzigen Sie unbedingt das Prinzip »weniger ist mehr«. Eine Erwärmung der Haut und leichte Rötungen im Rahmen der Übung stellen kein Problem dar, doch zu lange Massagen mit dem Tennisball könnten kleine Entzündungen provozieren. Tasten Sie sich also auch hier behutsam an die Ihnen guttuende Dosis heran!

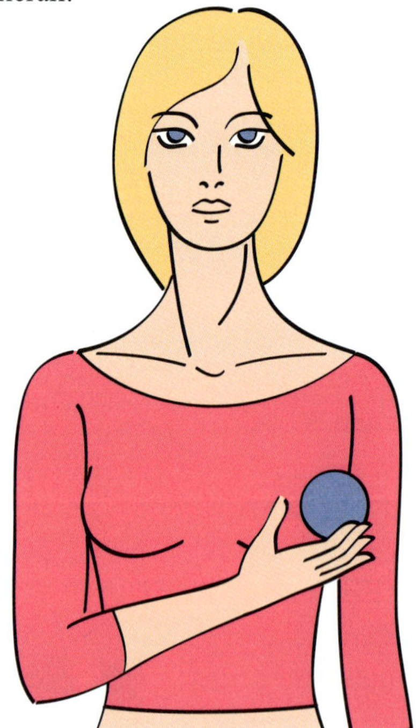

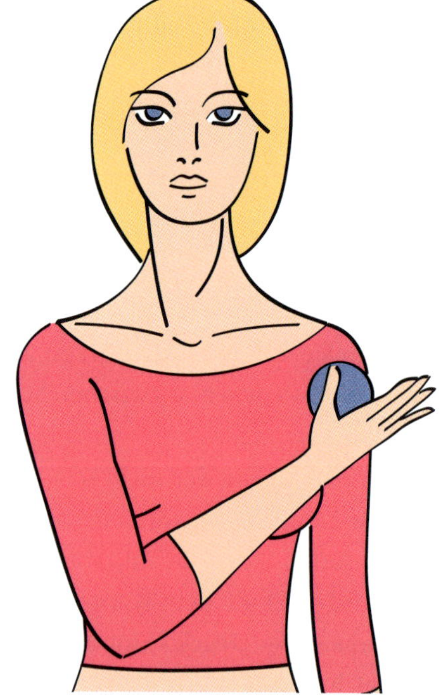

Ohrzug im Uhrzeigersinn

- Sie nehmen Ihre Ohrmuschel in die Hand, stecken einen Finger (auf dem Bild ist der Daumen zu sehen) ins Ohr und ziehen im Atemrhythmus ein bisschen nach außen und in Richtung 12:00 Uhr.
- Dann lösen Sie, nachdem Sie für zwei langsame Atemzüge den Zug am Ohr gehalten haben, den Zug wieder und wechseln bei der nächsten Einatmung auf 1:00 Uhr.
- Dort bleiben Sie wieder für zwei weitere langsame Atemzüge, bis Sie auf 2:00 Uhr wechseln.
- Der Zug geht also immer ein wenig nach außen und auf die nächste Stunde des Uhrzeigerblattes. Sie können und müssen sogar ihre Handposition ändern, um den Zug weiter ausüben zu können, wenn Sie im Uhrzeigersinn weiterverfahren. Testen Sie aus, wie es Ihnen am besten erscheint.
- Sie sollten alle Stunden des Ziffernblattes bearbeitet haben. Merken Sie sich bitte die »Uhrzeiten«, welche stärker schmerzten und welche Sie vielleicht als angenehm empfunden haben. Wenn Sie keine faszialen Restriktionen haben, werden Sie die Übung generell als angenehm empfinden und eine wohlige Wärme im und um Ihr Ohr verspüren.

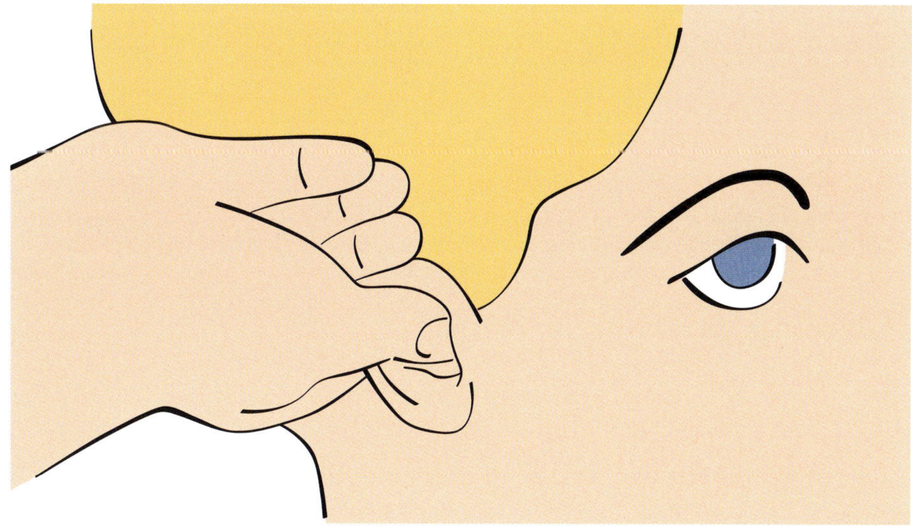

Eigenbehandlung der Faszie im Schulter-Nackenbereich

- Nehmen Sie für diese Übung Ihre flache Hand und fassen Sie sich selbst kräftig in den Nacken.
- Halten Sie mit Ihrer Handfläche so viel Kontakt zur Haut wie möglich, dann fahren Sie fest über die Haut nach vorne. Das darf gerne ein wenig ziehen oder sogar schmerzen, die Haut sollte danach rot gefärbt und etwas erwärmt sein.
- Pro Seite circa drei- bis viermal wiederholen.

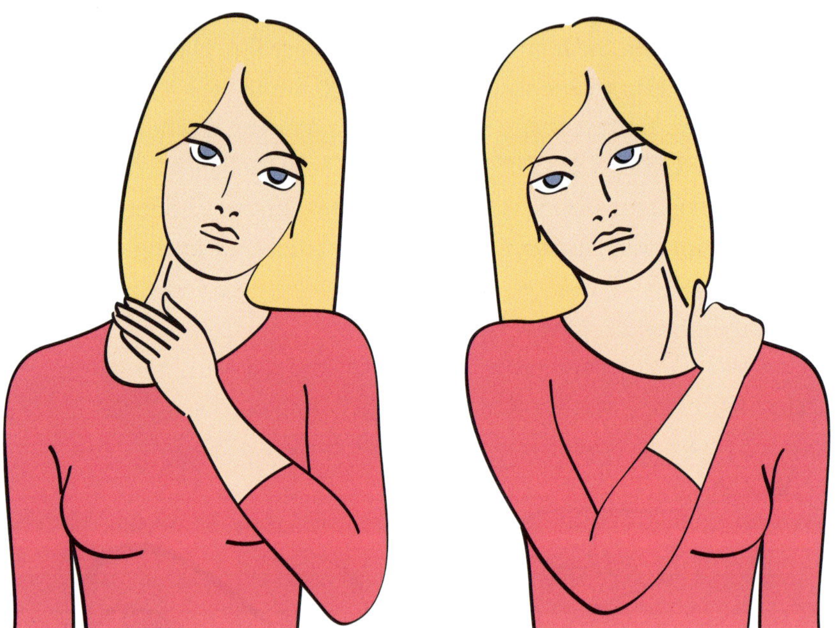

Dehnung der Hiatus-Hernie

Diese Übung ist natürlich auch dann sinnvoll, wenn Sie nur Sodbrennen oder Magendruck verspüren oder Ihnen einfach die Luft zum Atmen fehlt. Auch bei Stress im Allgemeinen ist sie sehr entspannend und reguliert Ihr vegetatives Nervensystem.

- Legen Sie sich auf den Rücken mit umgelagertem Kopf oder sogar leicht erhabenem Oberkörper.

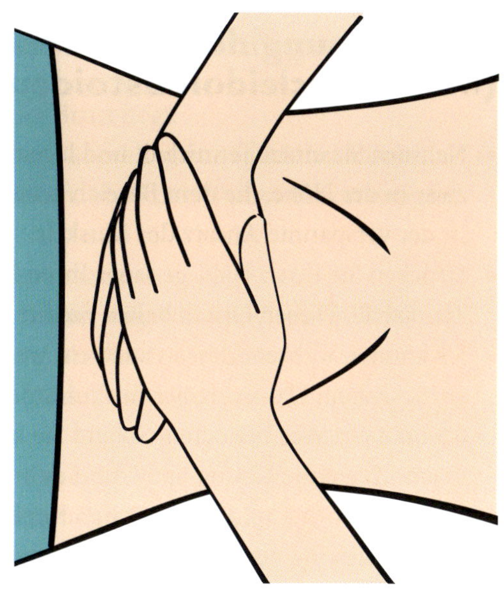

- Legen Sie Ihre Hände leicht auf die Stelle, unter der sich der Magen befindet. Dieser liegt auf der linken Seite des Bauchraumes unter dem Rippenbogen. Der obere Teil des Magens ist sogar von den letzten Rippen bedeckt. Der Magen sollte weich und auch nicht mit Essen gefüllt sein, wenn Sie diese Übung machen.
- Drücken Sie nun sanft auf den Magen; der Druck darf auf keinen Fall schmerzhaft sein. Falls dies der Fall ist, hören Sie sofort wieder auf.
- Nun schieben Sie Ihren Magen ganz sanft fußwärts, bis Sie eine Dehnung verspüren.
- Die eigentliche Übung besteht jetzt nur in tiefem Einatmen und doppelt so langem Ausatmen. Zwischen den Atemzügen machen Sie möglichst 2–3 Sekunden Pause, so haben Sie einen schönen Impuls für das Wechseln der Atemrichtung.
- Bleiben Sie in dieser Position, bis Sie eine Entspannung, besonders der Speiseröhre, wahrnehmen. Damit machen Sie Platz für das Zwerchfell, welches sich beim Einatmen senken will und muss.
- Um die Dehnung zu verstärken, können Sie Ihr Kinn nach oben heben und zusätzlich schlucken. Bitte verstärken Sie jedoch den Druck auf den Magen nicht zusätzlich, das ist für ein besseres Ergebnis nicht nötig!

Beschwerden, die sich so behandeln lassen, sind zum Beispiel Sodbrennen, Formen der Anämie, Völlegefühl, Aufstoßen, Asthma oder Kurzatmigkeit.

Kalt duschen

Darüber, dass kalt duschen gesund ist, sind sich mittlerweile alle Experten einig. Und auch die Studienlage zeigt hierzu ein klares Bild.

Konkret bedeutet es, dass kaltes Duschen die Fettverbrennung erhöht. Wenn Sie sich der Kälte aussetzen, müssen Sie natürlich mehr Wärme produzieren. Diese Wärme kommt direkt aus dem Fett und wird durch ein Protein mit dem Namen UCP freigesetzt. UCP erteilt quasi die Freigabe, dass Energieträger (wie Fett) für die Wärmeproduktion genutzt werden. Außerdem stimuliert Kälte die Produktion von sogenanntem braunen Fettgewebe. Dieses Gewebe ist nicht für die Speicherung, sondern für die Energiegewinnung und Wärmeerzeugung zuständig. Braunes Fettgewebe verbirgt sich vor allem im Nacken- und Dekolleté-Bereich und um die Organe herum. Man kann quasi nicht von außen sehen, dass es vorhanden ist. Es ist also nicht das Fett, welches sich an Bauch, Beinen und Po sammelt und vor allem Frauen so ärgert.

Fehlt allerdings der Kältereiz, baut der Körper dieses Gewebe ab. Hier gilt der Leitsatz der Physiologie: Was der Körper nicht benötigt, baut er ab. Das Gleiche gilt für Muskeln, die nie beansprucht werden, und Knochen, die nichts tragen müssen.

Dabei ist braunes Fettgewebe durchzogen mit Mitochondrien (unseren Energiekraftwerken der Zelle) und kann bis zu 500 kcal mehr pro Tag verbrennen. Und das ohne Sport.

Kalt duschen ist eine Wunderwaffe gegen Durchblutungsstörungen. Durch die Kälte ziehen sich die Blutgefäße zusammen und weiten sich nach dem kalten Nass wieder aus. Auch für Menschen mit Blutdruck-Problemen kann die kalte Dusche regulierend wirken.

Kälte ist eine wunderbare Möglichkeit, Entzündungen zu hemmen und unter anderem die Harnsäurewerte zu senken. Für Menschen, die unter rheumatischen Erkrankungen leiden, könnte Kälte also eine wahre Wohltat sein.

Von den kleinen Mitochondrien haben Sie ja bereits gelesen. Mitochondrien sind die Kraftwerke in unseren Zellen, sie produzieren aus Energiestoffen wie Fettsäuren oder Zucker die Energie, die wir zum Leben brauchen. Durch die Kälteeinwirkung stimulieren Sie die Produktion und Effizienz der Mitochondrien. Je mehr Mitochondrien Sie in Ihren Zellen haben und je fitter Sie sind, desto mehr Energie, also auch Wärme, produzieren sie.

Die Schilddrüsenwerte verbessern sich, da die Schilddrüse bei Kälte vermehrt Hormone (fT3) ausschüttet. Sie stimuliert dadurch die Mitochondrienbildung und die Funktion (PGC1-alpha) und erhöht schlussendlich die Energieproduktion. Die Kälte führt zu einem widerstandsfähigeren Körper und Geist, Sie fühlen sich stark, energiegeladen und entwickeln ein unglaubliches Vertrauen in Ihren Körper und Geist.

Phänomenal ist die entzündungshemmende und durchblutungssteigernde Wirkung von Kälte, da die Synapsen zwischen den Nervenzellen dadurch auf »Null« gesetzt werden. Durch die Kälte werden die Schmerzsignale gehemmt. Das kennen wir aus Kindertagen bis heute: Haben Sie sich wehgetan, kommt sofort das Kühlkissen zum Einsatz. Wir zeigen Ihnen eine Liste mit möglichen positiven Wirkungen:

- Reduktion von Cortisol-Stress
- Erniedrigte Blutfettwerte
- Vermindertes Diabetes-Risiko
- Erniedrigte Harnsäure-Werte
- Ein verbessertes Immunsystem
- Verbesserte Schilddrüsenfunktion
- Bessere Durchblutung durch Bildung neuer Blutgefäße
- Ein besseres Körperbewusstsein
- Vertrauen in den eigenen Körper
- Erhöhte Lebenserwartung
- Verbesserte Schlafqualität
- Bessere Stresstoleranz

Vermeiden sollten Sie das kalte Duschen, wenn Sie erkältet sind, Fieber haben, unter einer Nebennierenerschöpfung (die Stressoren sollten erst einmal reduziert werden), Morbus Basedow (Schilddrüsenüberfunktion) und genereller Immunschwäche leiden. Natürlich ist es auch nicht anzuraten, wenn Sie völlig durchgefroren sind, noch zusätzlich kalt zu duschen. Da ist es ratsam, erst mal ein heißes Bad zu nehmen und sich am Ende eventuell kurz kalt abzuduschen.

Praktische Anleitung

Falls Sie es nicht gewohnt sind, morgens zu duschen, beginnen Sie damit, täglich das Gesicht nach der Reinigung kalt zu waschen. Ziel sollte es aber sein, die Dusche am Morgen als Vorfrühstück in Ihren Tag zu integrieren.

Falls Sie bereits morgens duschen, wird es einfacher für Sie. Nach Ihrer morgendlichen warmen oder auch heißen Dusche drehen Sie den Hahn auf kalt. Die Geschwindigkeit ist Ihnen überlassen, aber Sie sollten 20–30 Sekunden die Kälte genießen lernen. Tief durchatmen! Das bündelt den Fokus auf Ihren Körper und die Kälte. Durch die Mehrdurchblutung sind Sie am Ende hellwach und der Tag könnte sogar ohne Kaffee & Co. beginnen. So viele Pluspunkte für Ihre Gesundheit: Dann fangen Sie doch gleich morgen damit an!

Natur pur – Walken

Das Prinzip ist denkbar einfach. Es gehören keine speziellen Kenntnisse dazu, denn Laufen kann im Prinzip jeder. Zudem ist Laufen der älteste Bewegungsablauf des Menschen und Teil unserer Evolution. Wir alle sind sozusagen »Born to run«. Wichtig ist dabei nur die Freude an Bewegung in der Natur. Dabei ist Laufen nicht nur eine der schönsten Arten sich zu bewegen, sondern auch eine der effektivsten. Es werden sehr viele, nämlich rund 70 Prozent unserer Muskeln beansprucht. Und auch für die Beweglichkeit der Schultern und der Wirbelsäule sowie für die Stärkung dieser Muskeln und die des Nackens ist Laufen sehr gut geeignet, vor allem wenn man dies – wie beim Nordic Walking – mit Stöcken tut.

Positive Auswirkungen: Beim Laufen wird rund ein Drittel unseres Muskelapparates gefordert und sehr viel Sauerstoff durch den Körper gepumpt. Dadurch werden die Muskeln extrem durchblutet. Kondition und Muskulatur werden gleichermaßen gefordert.

Das müssen Sie können: Im Grunde nichts – außer Laufen. Walking erfordert also keine Vorübung und keinen Trainer. Wer will, der kann einfach losmarschieren – alleine oder in der Gruppe. Wobei es doch ratsam wäre, falls Sie sich für das Nordic Walking entscheiden, sich einige Tipps zum Einsatz der Stöcke geben zu lassen und die eine oder andere Trainerstunde zu gönnen. Zudem ist

der Einstieg durch solch eine feste Verabredung leichter geschafft und der innere Schweinehund schneller bekämpft.
Ausrüstung: Keine spezielle. Qualitativ hochwertige Laufschuhe, die dem Fuß Halt geben, und an die Witterung angepasste Kleidung aus atmungsaktivem Material sind aber dringend zu empfehlen. Für die Stärkung der Schultern und der Arme kann man –wie beim Nordic Walking – Stöcke benutzen. Auch hier kann in den meisten Fällen das Fachpersonal in guten Sportgeschäften beratend tätig werden.

Erfrischend – Schwimmen und Wassergymnastik

Keine andere Sportart wirkt sich so positiv auf unseren Rücken aus wie die Bewegung im nassen Element. Da im Wasser kein Druck auf die Gelenke ausgeübt wird und wir nur ein Siebtel unseres Körpergewichtes zu tragen haben, gilt das Training als besonders schonend. Allerdings sollte beim Brustschwimmen der Kopf nicht ständig über Wasser gehalten werden. Vielmehr sollte der Schwimmer beim Vorwärtszug der Arme das Gesicht auf die Wasseroberfläche legen und ausatmen. Bei der nächsten Bewegung wird der Kopf zum Luftholen wieder angehoben, sodass das Atmen im Rhythmus der Schwimmbewegungen erfolgt. Nur so ist garantiert, dass die Nackenmuskulatur nicht verkrampft. Wie das Schwimmen, so ist auch die Wassergymnastik ein gutes Training für Rücken, Schultern und Nacken. Aber Achtung: Herz-Kreislaufpatienten sollten vorher mit Ihrem Hausarzt oder Kardiologen darüber sprechen und sich das Okay holen. Eventuell sind besondere Vorher-Nachher-Maßnahmen notwendig.

Positive Auswirkungen: Der Kreislauf wird durch die kühlere Temperatur des Wassers angeregt. Die Muskeln arbeiten gegen den Widerstand des Wassers; sie werden effizient und gelenkschonend gestärkt und durch den Wasserdruck massiert und durchblutet. Ein schöner Nebeneffekt: Mit der Zeit wird durch den Wasserdruck so manche unschöne Delle an Po und Oberschenkel »wegmassiert«.
Das müssen Sie können: Vor allen Dingen: schwimmen! Und Sie sollten sich natürlich im nassen Element wohlfühlen. Speziell zur Wassergymnastik werden in nahezu allen öffentlichen Schwimmbädern sowie Thermen Kurse angeboten.

Ausrüstung: Keine besondere! Nicht rutschende Badebekleidung und Badesandalen. Für Wasserratten mit empfindlichen Augen empfiehlt sich der Kauf einer Schwimmbrille wegen des Chlorgehalts.

Durch glitzernd weiße Welten – Skilanglauf

Wer auch im Winter aktiv bleiben und seinem Rücken Gutes tun will, für den ist der Skilanglauf hervorragend geeignet. Das leise Gleiten über Loipen in verschneiter Landschaft wirkt anregend und entspannend zugleich. In der glitzernden Winterwelt lässt sich Ruhe finden und dem Alltag entfliehen. Auch der Trainingseffekt für das Herz-Kreislaufsystem ist sehr groß, da die Kondition gestärkt wird. Zudem fördert die rhythmisch-dynamische Bewegung des Skilanglaufens das Koordinationsvermögen.

Positive Auswirkungen: Ausgezeichnetes Training für die Gesamtmuskulatur, Gelenke und Knochen. Dabei werden anders als beim Joggen die Gelenke kaum belastet, da die auf dem Schnee aufliegenden Skier das Körpergewicht abfedern. Kondition und das Herz-Kreislaufsystem werden gestärkt und das Koordinationsvermögen durch die rhythmisch-dynamische Bewegung gefördert, die gleichzeitig eine meditative Stimmung bewirkt.
Das müssen Sie können: Der Bewegungsablauf entspricht in etwa dem Crosstrainer in einem Fitnessstudio. Es empfiehlt sich daher, diesen ein paarmal zu benutzen, um die Kondition aufzupolieren und die Bewegungen zu üben, bevor es auf die Loipe geht. Am Anfang ist auch ein Einführungskurs mit Übungsleiter in flachem Gelände zu empfehlen, um falsche Bewegungsabläufe und damit Unfälle zu vermeiden. Wer auf Nummer sicher gehen will und einen Skilanglaufkurs buchen möchte, wird in jedem Skiort fündig. Dort werden zahlreiche Kurse in jeder Leistungsstufe angeboten.
Ausrüstung: Die Kleidung sollte den Schweiß nach außen abgeben können. Funktionsunterwäsche mit langen Armen und Beinen eignet sich hierfür am besten. Außerdem sollte sie genügend Bewegungsfreiheit bieten, dabei aber nicht so locker sitzen, dass sie behindert. Spezielle Lauftights und eine enge Hose haben sich hier bewährt. Als Oberteil ist eine wasserabweisende und atmungs-

aktive Jacke zu empfehlen. Die Handschuhe sollten für einen festen Griff und optimale Stockführung eng anliegend sein.

Die Wahl der Ski richtet sich nach der Technik. Anfänger sollten aber auf etwas breitere Ski Wert legen, die das Balancehalten zu Beginn erleichtern und bei denen kein Wachsen notwendig ist. Bei den Schuhen sollte natürlich auf die richtige Passform geachtet werden, zudem sollten sie eine optimale Stützung der Sprunggelenke bieten. Wie bei den Skiern richtet sich die Wahl der Stöcke nach der Technik. Für die klassische Technik eignen sich Stöcke mit einer Länge bis zu den Achselhöhlen, bei der Skating Technik (für Fortgeschrittene) sollten die Stöcke bis Kinnhöhe reichen.

Rhythmus im Blut – Low-Impact-Aerobic

Die Gymnastikdisziplin mit einem Schuss Choreografie richtet sich an alle, die mit rhythmischer Bewegung etwas anfangen können und für Kondition und Muskulatur gleichzeitig etwas tun wollen. Das Training besteht in der Regel aus drei Teilen. Einem Warm-up, um die Muskeln zu dehnen und zu lockern, dem eigentlichen Training, dem Cardio-Training für das Herz-Kreislaufsystem und die Fettverbrennung, und schließlich dem Cool-down, der das körpereigene System ganz allmählich wieder in den Ruhezustand versetzt. Diese Sportart gibt es in unterschiedlichen Varianten. Vor allem aber unterscheidet man Low-Impact-Aerobic von High-Impact-Aerobic, welche die Intensitäten darstellen, mit denen geübt wird. So liegt beim Low Impact der Schwerpunkt auf der Choreografie und einem Puls, der bei ungefähr 70 Prozent der maximalen Herzfrequenz angesiedelt ist, während beim High-Impact-Aerobic die Kondition im Vordergrund steht – bei einem Puls, der bei ungefähr 80–90 Prozent der maximalen Herzfrequenz liegt.

Positive Auswirkungen: Das tänzerische Training im Rhythmus der Musik macht gute Laune, schult die Koordination und fördert Ausdauer und Beweglichkeit, was vor allem dem Rücken zugutekommt.
Das sollten Sie mitbringen: Spaß an der Bewegung zur Musik und am Einstudieren von Choreografien, dazu etwas Talent für die Bewegungskoordination.

Ausrüstung: In erster Linie Halt gebende Sportschuhe, die Fuß und Knöchel bei den schnellen Schrittfolgen stützen, da diese leicht zum Umknicken führen können, sowie bequeme und gut sitzende Kleidung. Sie sollte weder zu weit um den Körper »herumflattern«, sodass sie das Training behindert, noch zu eng anliegen. Und natürlich sollte die Textilien atmungsaktiv sein.

Für Körper, Geist und Seele – Tanzen

Seit es Musik gibt, haben sich Menschen zur Musik bewegt. In manchen Kulturen ist Tanz eine sehr archaische Form der Bewegung, die den Menschen in seiner Gesamtheit fordert, Kreativität fördert, Gleichgewichts- und Orientierungssinn schult und Körper und Seele auf enorm positive Weise stärkt.

Positive Auswirkungen: Die rhythmischen Schritte, Schwünge und Drehungen beim Tanz stärken den Muskeltonus und sind für die gesamte Wirbelsäule ein ausgezeichnetes Training. Selbst bei Parkinson soll das Tanzen zur schönen und befreienden Musik die Symptome wie Muskelsteifigkeit, Start-Stopp-Schwierigkeiten und das Zittern deutlich verbessern. Tanz stärkt die Muskeln und Bänder entlang der Wirbelsäule, da neben den großen auch die vielen kleinen Rückenmuskeln arbeiten müssen, um die Balance zu halten. Zudem beeinflusst das Tanzen die Psyche auf tiefgreifende Weise, wie Erfahrungen aus der Tanztherapie zeigen. So wird Tanz häufig auch zu therapeutischen Zwecken genutzt, um verborgen liegende Konflikte zu lösen und damit die einhergehenden Symptome wie Kopf- und Rückenschmerzen zum Verschwinden zu bringen. Nicht zu vergessen ist die positive Wirkung, die Tanzen auf die Stimmung ausübt. Tanzen in der Gruppe oder zu zweit bringt Spaß, gute Laune und Ausgelassenheit ins Leben.

Das sollten Sie mitbringen: Wie beim Low-Impact-Aerobic geht es beim Tanzen um rhythmische Bewegungen. Sie sollten daher Spaß an koordinierter Bewegung zur Musik haben.

Ausrüstung: Definitiv spielen die richtige Bekleidung und das richtige Schuhwerk eine herausragende Rolle. Beides richtet sich allerdings nach der Art des ausgeübten Tanzes. So entsprechen Schuhe für den Paartanz ganz anderen Anforderungen als Schuhe für Tanzsportarten, die alleine praktiziert werden. Immer aber gilt für Kleidung wie für Schuhe: gut sitzend und aus atmungsaktiven Materialien, die den Schweiß an die Umgebung abgeben. Die Schuhe sollten die Füße und Knöchel stützen, damit weder Zerrungen noch Bänderrisse die Folge sind.

Tanzen ist in jeder Hinsicht gesund. Die fließenden, rhythmischen Bewegungen fördern die Kondition und Koordination. Außerdem ist Paartanzen eine der schönsten und ästhetischsten körperlichen Ausdrucksformen.

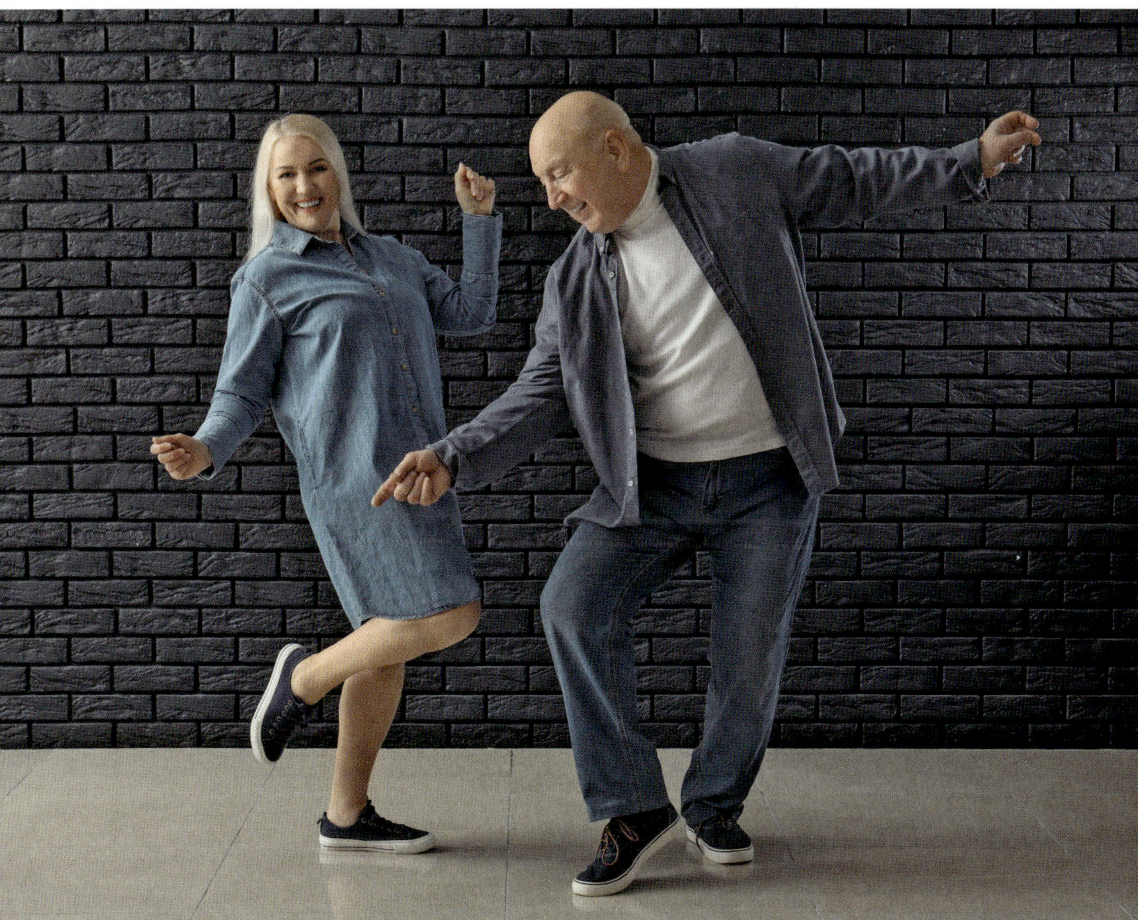

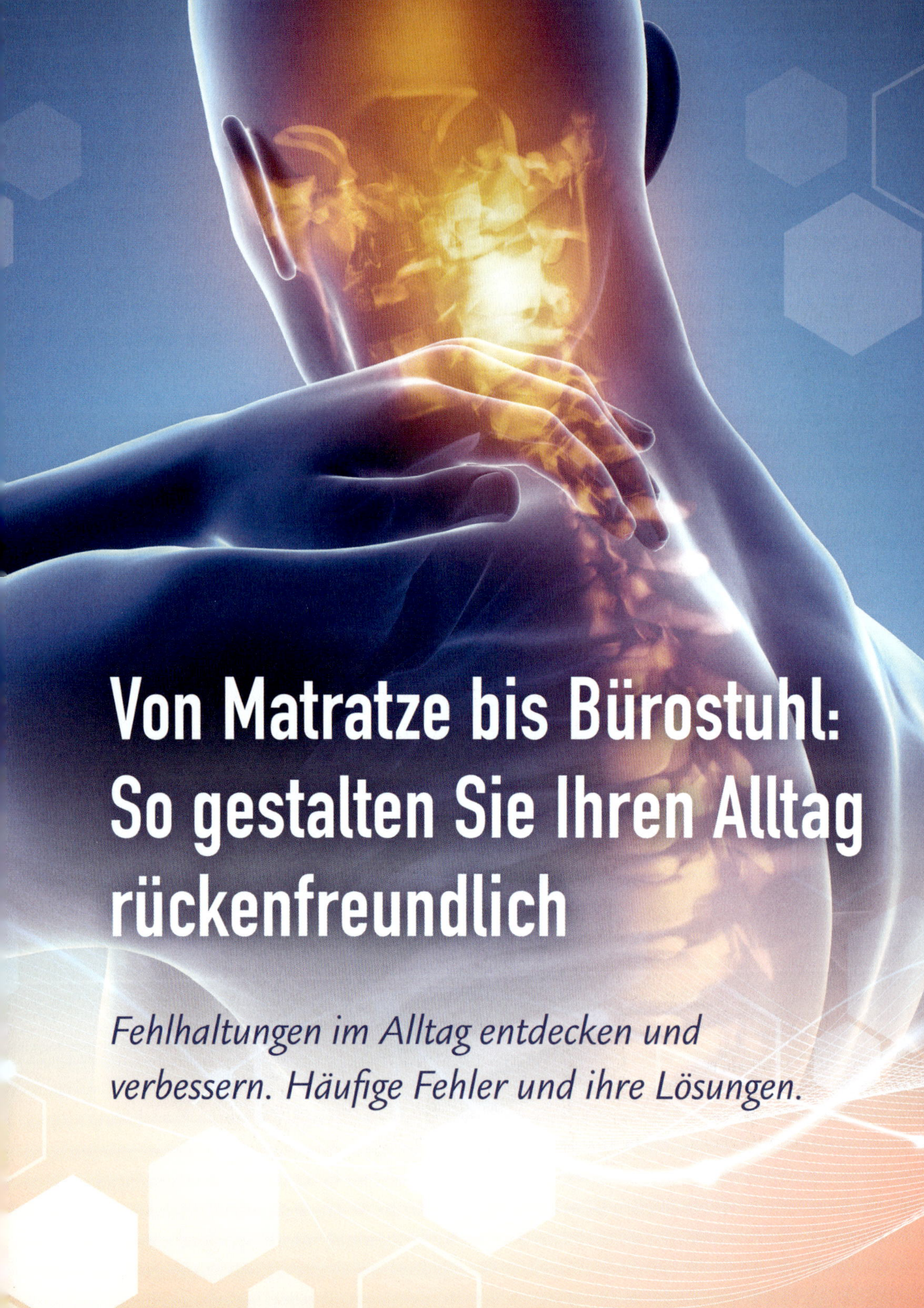
Von Matratze bis Bürostuhl:
So gestalten Sie Ihren Alltag
rückenfreundlich
Fehlhaltungen im Alltag entdecken und
verbessern. Häufige Fehler und ihre Lösungen.

Sie haben es bis zum letzten Kapitel dieses Buches geschafft, und vielleicht konnten Ihnen die Anwendungen und Übungen auf den vorigen Seiten helfen, Ihre Beschwerden zu lindern und sich besser zu fühlen. Nun ist es wichtig, den Erfolgskurs zu halten und bei Ihren alltäglichen Verrichtungen auf Ihre Bewegungsmuster zu achten.

Sitzen Sie gut?

Da viele Berufe langes Sitzen – zumeist vor dem PC – erfordern, ist es von großer Bedeutung, auf richtiges Sitzen zu achten.

Das fängt schon beim Arbeitsstuhl an, der ergonomisch verstellbar sein sollte und so individuell an die Körpergröße angepasst werden kann. Wenn große Menschen auf zu kleinen Stühlen sitzen, befindet sich der Rücken in einer notorischen Krummhaltung. Die Höhe des Stuhls sollte so eingestellt sein, dass die Füße den Boden berühren. Wichtig ist auch, dass die Lehne den Rücken stützt und dabei ganz leicht mit den Bewegungen mitgeht.

Beim Sitzen sollten Sie die gesamte Sitzfläche ausnutzen und nicht nur die vordere Kante. Mindestens zwei Drittel des Oberschenkels sollten die Sitzfläche berühren. Achten Sie darauf, dass Ihr Rücken in aufrechter Haltung ist. Rutschen Sie immer wieder mal auf dem Stuhl hin und her, bewegen Sie Ihr Becken, strecken Sie die Beine aus und wippen Sie mit den Zehen. Selbst kleinste Bewe-

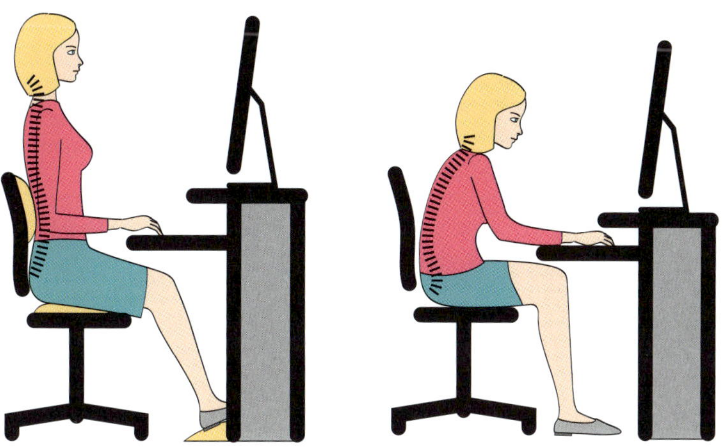

gungsübungen lockern auf, verbessern die Durchblutung und beugen Fehlhaltungen vor.

Im Auto sollten Sie sich den Sitz ebenfalls so einstellen, dass der Rücken gut gestützt ist und Sie nicht im Polster versinken. Die Höhe des Sitzes ist so einzustellen, dass Sie mit geradem Blick die Straße überschauen können. Bei langen Autofahrten – zum Beispiel in den Urlaub – ist es wichtig, immer wieder Pausen einzulegen und sich auf dem Rastplatz die Beine zu vertreten. Auch kurze Rückenübungen, wie die hier im Buch beschriebenen, sind ausgesprochen hilfreich. Schließlich wollen Sie doch nicht vollkommen »eingerostet« am Zielort ankommen, und noch weniger, dass Ihnen anhaltende Rückenschmerzen den Urlaub vergällen. Wenn möglich, sollten Sie bei langen Strecken häufiger den Fahrer wechseln. Der Beifahrer hat nämlich viel mehr Möglichkeiten, seine Sitzposition zu verändern, da er sich ja nicht auf den Straßenverkehr konzentrieren, die Pedale bedienen und das Lenkrad halten muss.

Heben und Tragen mit Haltung

Fürs Anheben gehen Sie mit leicht gespreizten Beinen in die Knie, halten die Wirbelsäule gerade und nehmen die Last mit fließender Bewegung und niemals ruckartig auf. Richten Sie sich langsam auf, holen Sie dazu die Kraft aus den Beinen und halten Sie den Rücken gerade. Tragen Sie die Last körpernah und achten Sie darauf, die Wirbelsäule nicht zu verdrehen.

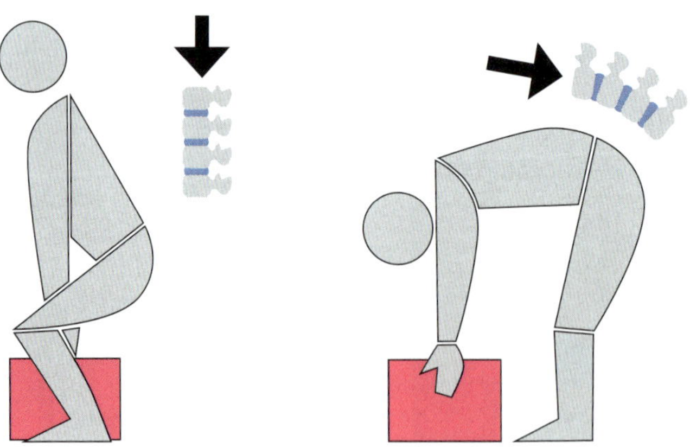

Eine gute Nacht für Ihren Rücken!

Nicht nur tagsüber muss für den Rücken gesorgt sein, sondern auch in der Nacht, da wir ja viele Stunden – in der Regel 7–9 – in liegender Position verbringen. Wichtig ist, welche Raumtemperatur das Schlafzimmer hat und auf welcher Matratze Sie schlafen. Das Schlafzimmer sollte gut gelüftet sein, damit auch in der Nacht genügend Sauerstoff zur Verfügung steht. Die Raumtemperatur sollte 17 bis 18° Celsius nicht überschreiten. Eine falsche Schlafunterlage kann die Ursache für viele Beschwerden, vor allem aber für Wirbelsäulenprobleme, Kopfschmerzen und Nackenschmerzen und damit auch für Schlafstörungen sein.

Wählen Sie eine Matratze, die elastisch genug ist (zum Beispiel eine hochwertige Latexmatratze), damit sie der Körperkontur nachgeben kann. Sie sollte andererseits aber auch nicht so weich sein, dass Sie quasi in ihr versinken. Achten Sie beim Kauf der Matratze auf Qualität, und lassen Sie sich am besten in einem Bettenfachgeschäft beraten. Dort sollte man Ihnen auch die Möglichkeit geben, die Matratze im Laden Probe zu liegen – oder noch besser – Sie für ein paar Tage mit nach Hause zu nehmen und umtauschen zu können.

Das Gleiche gilt auch für das Kissen. Es gibt spezielle Nackenkissen, welche die Halswirbelsäule so stützen, dass sie eine gerade fortlaufende Linie mit den

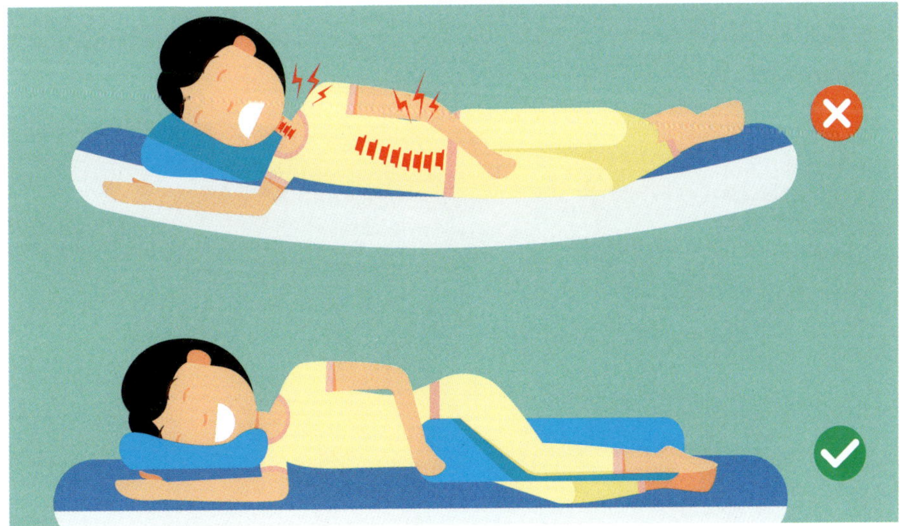

anderen Wirbelsäulensegmenten bildet. Diese Kissen besitzen eine spezielle Form, die sich der Halsrundung anpasst, und sind meist aus etwas festerem Material gearbeitet als beispielsweise weiche Federkissen.

Doch Vorsicht! Selbst bei Nackenstützkissen gibt es große Unterschiede – auch in der Qualität. Sie sollten sich deshalb in einem guten Fachgeschäft beraten lassen und die Möglichkeit haben, das Kissen auszuprobieren. Denn: Nicht jeder verträgt ein Nackenkissen. Manche Menschen bekommen beispielsweise Ohrenschmerzen, wenn sie viele Stunden in Seitenlage im wahrsten Sinne des Wortes auf dem Ohr liegen.

Bringen Sie Bewegung in Ihren Alltag!

Hier finden Sie Tipps, wie Sie körperliche Aktivitäten ganz selbstverständlich in Ihren Alltag integrieren können. So können Sie Ihren Tagesablauf bewegungsreicher gestalten, ohne gleich zum Spitzensportler werden zu müssen.

Strampeln beim Krimi

Fahrradfahren und Fernsehen passen auf den ersten Blick so wenig zusammen wie Wurstbrot mit Marmelade. Doch mit einem Fahrrad-Ergometer können Sie Ihre Runden drehen und verpassen dabei weder die Nachrichten noch den spannenden Film.

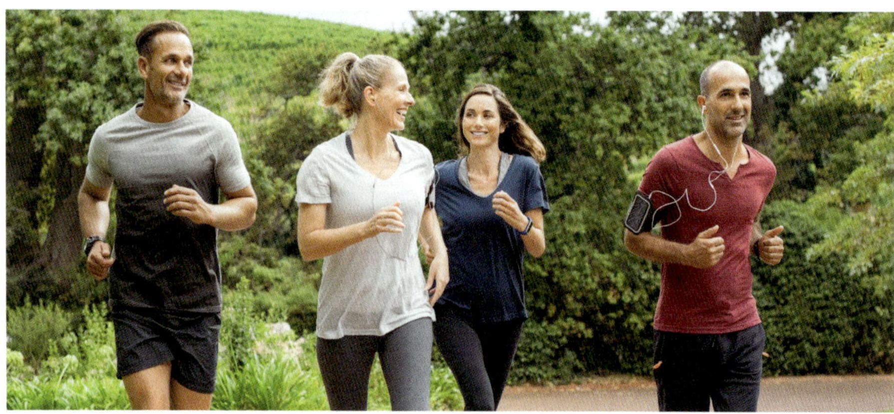

Schwierigkeitsstufe: einfach (setzen Sie sich ganz einfach auf das Fahrrad-Ergometer und »radeln« Sie los)
Ausrüstung: Fahrrad-Ergometer, lockere Kleidung, Handtuch

Bewegende Momente mit Freunden

Statt Kino oder Kneipentour – verlegen Sie doch Plauderstunden und Treffs mit Freunden zur Abwechslung mal auf die Jogging- oder Walkingstrecke. Die Gespräche sind dabei nicht nur vergnüglich, sondern erfüllen auch eine Kontrollfunktion, denn Sie werden dabei nur in dem Tempo laufen, in dem Sie noch eine Unterhaltung führen können.
Schwierigkeitsstufe: einfach (nur die Freunde zu überzeugen, ist eventuell schwieriger …)
Ausrüstung: gute Joggingschuhe, Sportkleidung

Der Arbeitsweg als Trainingstour

Wenn möglich nutzen Sie das Fahrrad, um an Ihren Arbeitsplatz zu gelangen. Der Verzicht aufs Auto und die öffentlichen Verkehrsmittel bringt schon erheblich Bewegung in Ihren Tagesablauf und hat einen doppelten Effekt: Der ganze Körper wird durchblutet und die Sauerstoffzufuhr erhöht, was der Gesundheit zugutekommt, aber auch der Konzentration am Arbeitsplatz. Ein mit ausreichend Sauerstoff versorgtes Gehirn ist leistungsfähiger. Tipp: In vielen Outdoor-Geschäften lassen sich schicke Zusatztaschen kaufen, die sich dann als normale Umhänge- oder Aktentaschen verwenden lassen.
Schwierigkeitsstufe: einfach bis schwieriger (je nach Entfernung zum Arbeitsplatz)
Ausrüstung: verkehrssicheres Fahrrad, Helm, Fahrradtasche – oder Korb

U-Bahn, Bus und Co. als Fitnesshelfer

Auch wer auf den öffentlichen Nahverkehr angewiesen ist, weil die Strecke zur Arbeit mit dem Fahrrad nicht zu bewältigen ist, kann seinen Arbeitsweg für mehr Bewegung und Fitness nutzen. Und das geht so:

Eine oder mehrere Stationen früher aussteigen und den Rest in flottem Tempo zu Fuß zurücklegen. Treppe anstatt Rolltreppe oder Aufzug nehmen und in schnellerem Tempo nach oben gehen. Wer ganz fit ist, der kann auch mal zwei Stufen auf einmal nehmen. Diese einfachen Maßnahmen für mehr Bewegung helfen Ihnen, angestauten Stress effektiv abzubauen.

Schwierigkeitsstufe: einfach

Ausrüstung: bequeme Schuhe

Treppe statt Aufzug

Wenn Sie nicht gerade Schweres zu tragen haben, dann nutzen Sie bei jeder Gelegenheit die Treppe statt den Aufzug oder die Rolltreppe. Das bringt den Kreislauf in Schwung und tut dem Herz gut.

Schwierigkeitsstufe: einfach

Ausrüstung: keine

Gärtnern ohne Rückenprobleme

Ein altes Sprichwort sagt: »Wer einen Garten sein Eigen nennt, der lebt schon jetzt im Paradies.« Ein Garten und damit auch die Gartenarbeit tun Körper und Seele gleichermaßen gut. Damit sich bei der Arbeit aber auch der Rücken wohlfühlt, sollte das Gärtnern rückenschonend erfolgen.

Es gilt also in erster Linie, falsche Bewegungsabläufe zu vermeiden und Gartengeräte genau auf die Bedürfnisse des jeweiligen Nutzers abzustimmen. Ferner gibt der richtige Schuh dem Rücken den Halt, den er braucht. Das geeignete Schuhwerk für die Arbeit im Freien ist vorn geschlossen und besitzt eine gute Profilsohle.

Doch rückenschonende Gartenarbeit beginnt noch früher, nämlich bei der Gestaltung des Gartens. So sollten Wege breit genug sein, um sie mit Schub- und Sackkarren befahren zu können. Befinden sich Treppen im Garten, sollte Platz für eine Rampe eingeplant werden, damit der Höhenunterschied auch mit einer Schubkarre überwunden werden kann.

Gerade für ältere oder gebrechliche Menschen haben sich praktische Hochbeete bewährt. Dort lassen sich auch im Stehen bequem Blumen säen und Gemüse und Kräuter anbauen. Ferner spielt die Wahl der Gartengeräte eine große Rolle.

Wählen Sie die richtigen Gartengeräte

Kehren, Laubharken, Unkraut jäten, Säen, Hecken schneiden, Beete umgraben und vieles mehr gelten als den Rücken besonders belastende Gartenarbeiten. Die Wahl der richtigen Arbeitsgeräte ist deshalb ungemein wichtig. Achten Sie beim Kauf darauf, dass sie gut in der Hand liegen, nicht zu schwer oder zu umständlich zu handhaben sind. Die Gerätestiele sollten optimal an Ihre Körpergröße angepasst sein und es Ihnen ermöglichen, die Arbeit in weitgehend aufrechter Körperhaltung zu verrichten. In der Länge verstellbare, ergonomische Gerätestiele sind besonders praktisch, weil so auch Nutzer unterschiedlicher Körpergrößen mit ihnen arbeiten können. Zu bedenken gilt auch, dass zu schweres Gartengerät den Rücken verspannt und Muskeln und Gelenke zu sehr belastet. Auch die Größe der Hände ist wichtig bei der Wahl der Geräte. Ein zu kleiner oder großer Griff kann zu Verspannungen der Hand- und Armmuskulatur führen, die sich im Rücken fortsetzen. Als besonders hand- und gelenkschonend haben sich ergonomisch geformte Griffe erwiesen. Bei Schneidewerkzeugen ist zu berücksichtigen, ob Sie Rechts- oder Linkshänder sind. Der Griff und die Scherenblätter sollten daran angepasst sein.

Bewahren Sie Haltung – die Bewegung bei der Gartenarbeit

Gerade bei der Gartenarbeit sollten Sie dringend auf die richtigen Bewegungsabläufe achten, um nicht irgendwann an chronischen Rückenbeschwerden zu erkranken. Eine über lange Zeit starre und einseitige Haltung kann Beschwerden hervorrufen oder verschlimmern. Sie sollten daher so oft wie möglich einen »Stellungswechsel« vornehmen. Dazu müssen Sie sich zunächst mit Ihren eigenen Bewegungsroutinen auseinandersetzen und diese gegebenenfalls korrigieren. So lassen sich ungünstige Bewegungsabläufe schon im Vorfeld vermeiden:

- Bevor die Gartenarbeit aufgenommen wird, empfehlen sich das vorherige Aufwärmen der Muskulatur und Lockerungsübungen. Während der Gartenarbeit sollten die Tätigkeiten alle 20–30 Minuten gewechselt werden.
- Bei Gartenarbeiten im Stehen gilt: Immer aus der Schrittstellung heraus mit leicht gebeugten Knien arbeiten. Das vordere Bein stärker beugen als das hintere. Die so entstehende ständige Gewichtsverlagerung entlastet die

jeweiligen Gelenke und die Muskulatur, die so nicht versteifen. Wichtig: Den Oberkörper nicht ruckartig verdrehen.

- Bei der Gartenarbeit auf den Knien: Möglichst nur einen halben Kniestand einnehmen, das heißt, nur das eine Knie wird belastet, das andere im 90-Grad-Winkel angewinkelt. Die Belastung des Knies nach einiger Zeit wechseln. Damit der Druck auf das Kniegelenk verringert wird, empfehlen sich bei empfindlichen Knien auch das Unterlegen eines Kissens oder Knieschoner mit Klettverschluss.
  Tipp: Manche Arbeiten lassen sich statt auf den Knien auch ganz gut auf einem Hocker oder einem Rollbrett erledigen. Während der Arbeit und auch beim Aufstehen lassen sich so die Unterarme auf den angewinkelten Oberschenkel abstützen.
- Doch egal, ob Sie stehend, sitzend oder kniend Ihre jeweilige Gartenarbeit verrichten: Der Oberkörper sollte dabei immer aufrecht gehalten und der Rücken nie gebeugt werden, während der Kopf immer als Verlängerung der Wirbelsäule gehalten wird, also nicht nach vorne und unten kippt. Bauch- und Rückenmuskulatur sollten leicht angespannt sein und die Schultern nicht nach oben gezogen werden.

Gießen und Bewässern

Achten Sie darauf, dass die Kannen nur so schwer sind, dass sie noch bequem mit hängenden Schultern und Armen zu tragen sind. Um eine einseitige Belastung zu vermeiden, nehmen Sie immer zwei Kannen, die abhängig von der Körpergröße etwa 5–10 Liter fassen können, ohne den Boden zu berühren. Stehen nur sehr große Kannen zur Verfügung, sollten die Kannen je nach Muskelkraft nur bis zur Hälfte befüllt werden. Wenn Sie die Kannen anheben, so lassen Sie den Rücken gerade und gehen Sie leicht in die Knie. Spannen Sie Rumpf, Bauch und Gesäßmuskulatur an. Das Gewicht der Kannen wird so auf die Beine verlagert, ohne den Rücken zu sehr zu belasten. Beim Gießen wird die Kanne von einer Hand am hinteren Teil des Kannenhenkels gehalten, während die andere Hand den vorderen Bereich hält.

Übrigens: Was die Rückenfreundlichkeit angeht, ist ein Bewässerungssystem die bessere Wahl.

Rasen mähen

Während in früheren Zeiten nur die körperliche Arbeit mit Sichel oder Sense blieb, um dem wuchernden Grün Herr zu werden, stehen uns heute allerlei Mähwerkzeuge zur Verfügung.

Motorbetriebene Rasenmäher nehmen dem heutigen Gärtner fast alle Arbeit ab. Selbst die modernen Handmäher sind ohne viel Kraftaufwand zu bedienen und bieten zudem eine gute Möglichkeit, sich bei der Gartenarbeit zusätzlich fit zu halten. Eine wichtige Voraussetzung für rückenschonendes und ermüdungsfreies Arbeiten ist die Höhenverstellbarkeit der Holme, die eine individuelle Anpassung an die Körpergröße erlaubt. Auch der Griff sollte ergonomisch geformt sein, um beim Lenken ein Abknicken der Handgelenke zu vermeiden. Optimalerweise sollten die Hände so am Griff positioniert werden können, dass die Arme ein wenig über die Schulterbreite hinausragen und die Ellenbogen leicht angewinkelt sind. Der Mäher darf auch nicht zu schwer sein und sollte mit nur leichtem Druck über den Rasen bewegt werden können.

Locker und entspannt durch den Tag

Der Kopfschieflage vorbeugen – besser telefonieren

Wenn Sie zu den Menschen zählen, die wenig Zeit haben und gerne mehrere Dinge auf einmal erledigen, könnten Sie sich dazu verleiten lassen, beim Telefonieren das Handy oder Festnetz-Telefon zwischen Ohr und Schulter einzuklemmen.

Es erscheint ja auch sehr praktisch, wenn man gleichzeitig telefonieren, das Kinderspielzeug vom Boden aufheben oder eine Tastatur bedienen kann. Für Ihren Nacken ist derartiges Multitasking jedoch alles andere als förderlich. Die Kopfschieflage stellt eine stark einseitige und verkrampfte Haltung dar, die Ihr Nacken über kurz oder lang mit starken Muskelverspannungen und Schmerzen quittiert. Wenn Sie also länger telefonieren und dabei die Hände frei haben wollen, dann greifen Sie lieber zu Kopfhörern oder aktivieren Sie die Lautsprechfunktion. Im Büro sollten Sie mit Ihrem Chef über die Anschaffung eines Headsets sprechen.

Lieber in die Ferne schweifen – in Bus und Bahn einfach mal aus dem Fenster schauen

Wenn Sie in öffentlichen Verkehrsmitteln unterwegs sind, sollten Sie sich einmal das »spezielle Vergnügen« machen, Ihre Mitreisenden zu beobachten. Sie werden erstaunt feststellen, dass bis auf ein paar ältere Herrschaften sowie eventuell noch Mütter mit Kleinkindern niemand, wirklich niemand! den Blick noch geradeaus richtet, geschweige denn aus dem Fenster schaut. Jeder starrt mit gesenktem Kopf auf sein Handy oder Tablet, völlig versunken in Spiele oder Messenger, die mit flinken Fingern bedient werden und immer wieder nervige Klingeltöne produzieren.

Ganz extrem ist dies bei Jugendlichen ausgeprägt. Sie schreiben sich sogar Nachrichten, obwohl sie sich im Zug praktisch gegenübersitzen und durchaus die klassische Kommunikation wählen könnten. Dass ihnen auf diese Weise nicht nur entgeht, was für interessante Landschaften draußen vorüberziehen oder in welchen Bahnhof sie gerade einfahren, ist schon traurig genug.

Schlimmer jedoch ist, dass auf diese Weise – besonders im Nackenbereich – schwere Fehlhaltungen hervorgerufen werden, die schon in jungen Jahren große Probleme bereiten können und an deren Folgen sie ein Leben lang zu tragen haben werden.

Nutzen Sie eine längere Bahnreise deshalb doch zu einer ausgedehnten Achtsamkeitsübung. Blicken Sie aus dem Fenster, beobachten Sie, wie sich die Landschaft verändert, durch die der Zug Sie führt: ein Wäldchen, ein Fluss, ein See, Hügel, Felder, Wiesen, Ortschaften, Kirchen, Straßen, Häuser – Sie werden schnell merken, wie entspannend dieses aufmerksame Schauen sein kann und was sich Ihnen alles offenbart. Und ganz unmerklich schulen Sie mit dieser Übung den Blick und die Wahrnehmung für Ihre Umgebung, Sie beruhigen Ihren Geist und tun überdies etwas Gutes für Ihren Nacken!

Natur statt Elektronik – von der Heilkraft eines Waldspaziergangs

Nicht nur auf Reisen, sondern auch in Ihrem Alltag haben Sie jede Menge Möglichkeiten, der Elektronik und den Medien zu entkommen und Ihre Wahrnehmung auf Ihre Umgebung zu lenken. Ganz hervorragend zur Entspannung und zum Achtsamkeitstraining eignen sich regelmäßige Waldspaziergänge.

Der Wald ist ein meditativer Ort, in dem es viel zu erleben und zu entdecken gibt. Laubbäume mit unterschiedlichen Blätterformen und unterschiedlicher Rindenstruktur. Nadelbäume, die ihre Kronen in schwindelnde Höhen wachsen lassen. Blumen, Farne, Steine, Pilze, Beeren, Zapfen. Zauberhafte Lichtungen und verwunschene Pfade durchs Unterholz oder auf einen samtigen Moosteppich. Hier ein Ameisenhügel, dort ein Käfer oder Eichhörnchen, das Zwitschern, Pfeifen, Trällern der Vögel in den Wipfeln – Naturerlebnis pur.

Im Wald werden wirklich alle Sinne angesprochen: die würzige Luft mit ihrem Duft nach Erde, Harzen, Moosen und Pilzen ist ein Fest für den Geruchs- und Geschmackssinn. Das dominierende Grün in den unterschiedlichsten Abstufungen wirkt über die Augen ausgesprochen beruhigend. Die Stille des Waldes, die nur vom Singen der Vögel unterbrochen wird, harmonisiert Ihr vegetatives Nervensystem und bringt Ihren Ruhenerv, den Nervus vagus, auf Hochtouren!

Die Gesundheitsvorteile eines Aufenthaltes im Wald sind so groß, dass es mittlerweile sogar »Waldtherapien« gibt, die von eigens dafür ausgebildeten Ärzten und Therapeuten durchgeführt werden. Auch Kuren, die im moderaten Klima eines Mittelgebirges mit viel Wald erfolgen, sind von großem gesundheitlichen Wert – vor allem für Kinder oder chronisch Kranke, für die ein Aufenthalt in einem Reizklima, beispielsweise in den Alpen oder an der Nordsee, zu belastend sein könnte. Gehen Sie also so oft wie möglich in den Wald, genießen Sie die vielen abwechslungsreichen Eindrücke von Flora und Fauna, atmen Sie reine, frische Luft und lassen Sie bitte in diesen Zeiten Ihr Handy zu Hause …

Tipps für Kids und Teens

Die Kinder der heutigen Zeit wachsen auf in einer Welt, die in nie dagewesener Weise von den Medien und der Elektronik dominiert wird. Die es natürlich grundsätzlich nicht zu verteufeln gilt, denn ein achtsamer Umgang und ein paar Regeln können Laptop, Smartphone, Tablet & Co zu einem sinnvollen Erziehungsbegleiter machen. So gibt es großartige Lernprogramme, die den Vorschul- und Schulkids interaktiv, intelligent und überaus kreativ trockenen Stoff wie Grammatik, Aufsatzregeln, Multiplizieren oder Subtrahieren nahebringen.

Aber wie bei allem gilt: Die Dosis macht das Gift. Jeder von Ihnen, der Kinder hat, kennt das Problem: Die kleinen Großen schnappen sich die elektronischen Geräte, ob Handy, Tablet, Spielkonsole oder dergleichen, und spielen und surfen dann stundenlang und mit gesenktem Kopf.

Ein Tipp von unserer Seite wäre: Legen Sie eine Bildschirmzeit fest. Diese können Sie sogar auf bestimmte Games und Anwendungen beschränken. Davon unabhängig sollten Sie auf allen Endgeräten jugendgefährdende Inhalte blockieren und festlegen, welche Seiten Sie nur gemeinsam mit Ihren Kindern öffnen wollen.[5]

Im Gegenzug für Hilfe im Haushalt, gute Schulnoten oder Ähnliches können Sie das vereinbarte Bildschirmzeitkonto aufstocken. Eine tägliche Nutzung von 30 Minuten, maximal eine Stunde, halten wir für sinnvoll. Ob Sie am Wochenende höhere Zeiten gewähren wollen, ist natürlich ganz Ihnen überlassen. Bei älteren Kindern ist das Zeitkontingent natürlich anzupassen, da die Nutzung des Internets mittlerweile zu den schulischen Inhalten dazugehört.

Dazwischen sollten die Jüngsten allerdings unbedingt bei Wind und Wetter nach draußen gehen. Mindestens eine Stunde Sport und Herumtoben im Freien pro Tag sind angeraten. »Das erfordert vom Auge keine Nahakkommodation, der Blick schweift vielmehr häufig in die Ferne«, erklärt Georg Eckert, Pressesprecher des Berufsverband der Augenärzte (BVA), den Effekt.

Während des Spielens und Arbeitens am Computer oder Smartphone sollten also nicht nur die Kids immer mal wieder durchs Fenster ins Weite sehen, damit sich das Auge umstellen muss.

Außerdem erfuhren wir, dass mittlerweile in China Schulpulte mit speziellen Bügeln ausgerüstet sind. Sie stützen das Kinn des Kindes und verhindern damit, dass die Kleinen den Kopf zu stark senken. Wenn Kinder hochkonzentriert sind, neigen sie bekanntlich dazu, die Augen möglichst eng aufs Buch zu heften oder »mit der Nase zu schreiben«. »Ein sinnvoller Ansatz«, urteilt Eckert. Die enge Fixierung verstärkt nämlich das Längenwachstum des Auges ganz besonders stark.

In Taiwan müssen Eltern, die ihren Kindern uneingeschränkten Zugang zu elektronischen Medien erlauben, mit einer Geldstrafe von umgerechnet rund 1500 Euro rechnen. Stundenlanges Spielen mit dem Smartphone ist Kindern dort verboten. So weit muss es bei uns nun wirklich nicht kommen, wenn wir unsere Kinder, und nicht zu vergessen uns selbst, dazu anhalten, achtsam mit dem kostbaren Gut Gesundheit umzugehen.

Ein abschließendes Wort der Autorinnen

Liebe Leserin, lieber Leser,
nun sind Sie am Ende des Ratgebers angelangt. Hoffentlich konnten wir dazu beitragen, Ihre Beschwerden zu lindern und Ihr Wohlbefinden zu steigern. Darüber hinaus hoffen wir auch, Ihnen die Kraft gegeben zu haben, weiter auf diesem Weg zu bleiben. Vielleicht finden Sie die für Sie individuell passenden Übungen sowie die Anwendungen, die Sie als besonders wohltuend empfinden. Das Wichtigste dabei ist jedoch: Es kommt immer auf Ihre persönliche Erfahrung an. Was dem Einen guttut, muss beim Anderen noch lange nicht optimal funktionieren.

Was heute für Sie richtig und gut ist, kann schon morgen der falsche Weg für Sie sein. Deshalb ist es uns, als Autorinnen dieses Ratgebers, ein großes Anliegen, dass es Ihnen gelingt, auf Ihre innere Stimme zu hören. Sie ist der verlässlichste Taktgeber Ihres Lebens. Sie ist der innere Navigator, der Sie durch alle Stromschnellen und in den sicheren Hafen lenkt. Vertrauen Sie Ihrer inneren Stimme, und vertrauen Sie sich selbst!

Wir wünschen Ihnen auf Ihrer Reise zu Ihrer persönlichen Gesundheit und wiederkehrenden Lebensfreude alles Gute!

Dr. med. Heike Bueß-Kovacs und Melanie Dzsida

Anmerkungen

1 *http://embomolmed.embopress.org/content/early/2016/10/11/emmm.201606933.long.*

2 Kabat-Zinn, Jon: *Im Alltag Ruhe finden: Meditationen für ein gelassenes Leben*, Knaur Menssana, München 2015.

3 Engels, Sybille; Eßwein, Jan: *Meditation für Neugierige und Ungeduldige*, Gräfe und Unzer, München 2008.

4 Scherenberg, Viviane: *Über- und Unterforderung am Arbeitsplatz: Burn- und Boreout.* Public Health Forum 22, Heft 82, 2014, *https://www.researchgate.net/publication/259518401_Uber-_und_Unterforderung_am_Arbeitsplatz_Burn-_und_Boreout.*

5 Google SafeSearch einrichten: *https://support.google.com/websearch/answer/510?co=GENIE.Platform%3DAndroid&hl=de.*
Einrichten von Computerzeitlimits auf Microsoft-Geräten (Xbox One, Windows 10): *https://support.microsoft.com/de-de/help/4028244/microsoft-account-set-up-screen-time-limits-for-your-child.*
Kindersicherung auf dem iPhone oder iPad einrichten: *https://support.apple.com/de-de/HT201304.*
Elternkontrolle auf YouTube einrichten: *https://famisafe.wondershare.com/de/parental-control/how-to-put-parental-controls-on-youtube.html.*

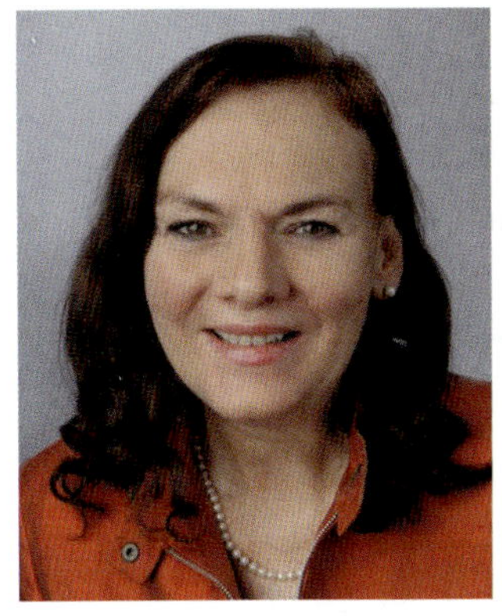

Dr. med. Heike Bueß-Kovács ist Ärztin und Medizinjournalistin. Neben ihrer Tätigkeit als leitende Redakteurin und Moderatorin beim Internet-Fernsehsender Medizin-TV hat sie zahlreiche Zeitschriftenartikel und Ratgeber rund um die Themen Gesundheit, Prävention, Medizin und Forschung veröffentlicht.

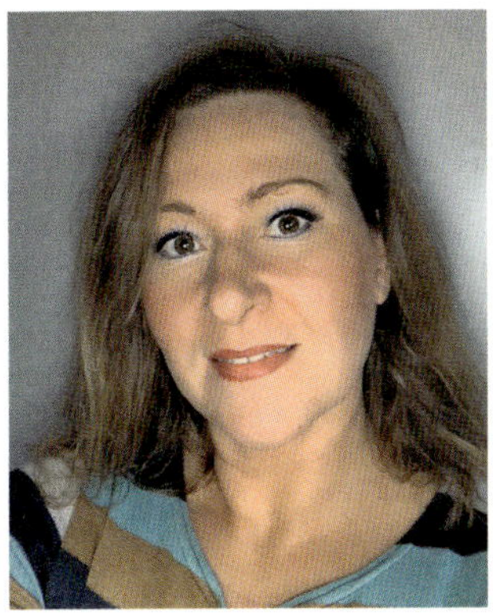

Melanie Dzsida war Rhythmische Sportgymnastin in der deutschen Nationalmannschaft und hat mehrere deutsche Meistertitel errungen. Sie studierte Sport, Physiotherapie und Osteopathie und kennt deshalb genau die problematischen Stellen im menschlichen Bewegungsapparat. Sie ist staatlich geprüfte Physiotherapeutin und beherrscht vielfältige manuelle Therapieansätze. In ihrer Physiotherapie am Ammersee nahe München bietet sie mobile und ambulante Therapien an.

Sachregister